谣言背后的
健康真相

——离谣言远一点，离健康近一点——

人民卫生出版社约健康平台
中国医师协会医学科普分会
组织编写

人民卫生出版社

图书在版编目（CIP）数据

谣言背后的健康真相 / 人民卫生出版社约健康平台，中国医师协会医学科普分会组织编写．—北京：人民卫生出版社，2017

ISBN 978-7-117-24271-4

Ⅰ. ①谣…　Ⅱ. ①人…　②中…　Ⅲ. ①保健－普及读物
Ⅳ. ①R161-49

中国版本图书馆 CIP 数据核字（2017）第 043075 号

人卫智网	**www.ipmph.com**	**医学教育、学术、考试、健康，购书智慧智能综合服务平台**
人卫官网	**www.pmph.com**	**人卫官方资讯发布平台**

谣言背后的健康真相

组织编写：人民卫生出版社约健康平台
中国医师协会医学科普分会
出版发行：人民卫生出版社（中继线 010-59780011）
地　　址：北京市朝阳区潘家园南里 19 号
邮　　编：100021
E - mail：pmph @ pmph.com
购书热线：010-59787592　010-59787584　010-65264830
印　　刷：北京教图印刷有限公司
经　　销：新华书店
开　　本：889 × 1194　1/32　**印张：**7.5
字　　数：120 千字
版　　次：2017 年 3 月第 1 版　2017 年 3 月第 1 版第 1 次印刷
标准书号：ISBN 978-7-117-24271-4/R · 24272
定　　价：35.00 元

编者名单

编者名单（以姓氏笔画排序）

丁　超 / 浙江省肿瘤医院

马　帅 / 首都医科大学附属北京朝阳医院

王　华 / 深圳市人民医院

牛丕业 / 首都医科大学

尹志强 / 江苏省人民医院

田建卿 / 新疆军区总医院

吕晓华 / 四川大学华西公共卫生学院

刘　正 / 中国医学科学院肿瘤医院

刘　心 / 北京积水潭医院

许桐楷 / 北京大学口腔医院

阮光锋 / 科信食品与营养信息交流中心

孙铁飞 / 石家庄市第一医院

孙文广 / 上海市第六人民医院东院

李　侨 / 四川大学华西医院
李春微 / 天津市人民医院
李元媛 / 四川大学华西医院
李园园 / 首都保健营养美食学会
李清晨 / 哈尔滨市儿童医院
杨顶权 / 中日友好医院
吴　萍 / 上海市同济医院
谷传玲 / 首都保健营养美食学会
宋珏娴 / 首都医科大学宣武医院
张　征 / 上海长海医院
张洪雷 / 深圳云杉名医诊疗中心
张家瑜 / 首都医科大学附属北京潞河医院
陈　罡 / 北京协和医院
陈伟伟 / 首都医科大学附属北京同仁医院北京市眼科研究所
赵　彬 / 北京协和医院
胡　冰 / 中山大学附属第三医院
钟　凯 / 食品与营养信息交流中心
高　洁 / 中国疾控中心营养与健康所
涂　洁 / 江苏省人民医院
陶　勇 / 首都医科大学附属北京朝阳医院
盛晓燕 / 北京大学第一医院

前言

你是不是也有这样的经历，身边的亲人、朋友，一旦上了年纪，就会特别关注和健康、营养、保健相关的资讯。

比如王阿姨，本打算早早起床去公园和老伙伴健身，可是在对着镜子美美刷牙的一刹那，突然想起曾经听隔壁的老张说过，含氟的牙膏不安全……这个想法一出现，就吓得王阿姨差点被漱口水呛到。

好不容易洗漱完毕，坐在饭桌前准备吃早饭了，一口面包，一口牛奶，一口面包，一口……天啊，似乎是赵大姐说过，牛奶不能喝，致癌！

既然没办法安静地享受早饭，那就出门锻炼吧，锻炼身体总没啥问题吧。和老伙伴在一起的时光总是特别美好，这似乎让王阿姨重拾了年轻的感觉。然而，好景不长，一阵子的锻炼之后，王阿姨的膝盖疼得厉害。

多亏了在小区里每天给老年人做健康“宣传”的小魏，她不仅告诉王阿姨膝盖疼是因为关节软骨被磨损了，还为王阿姨热情地推荐了她们的特色产品——能够促进软骨再生的XX胶囊。

王阿姨平时就觉得这个小魏姑娘人不错，又热情又礼貌，说起话来头头是道，原来还懂医，自己的毛病她全知道，三言两语就解决了问题，真不错。要是没有小魏，自己还得去医院、挂号、检查，起码要折腾几个小时。

吃了从小魏那里买的号称能促进软骨再生的XX胶囊，再加上休息了一段时间，别说，王阿姨的膝盖还真是没那么疼了。这下，王阿姨可对小魏姑娘深信不疑了。

昨天，小魏姑娘说大家的肚子里都有好几斤的宿便，得清！王阿姨马上盯着老伴儿有些发福的身材，琢磨着在那圆圆的肚腩里竟然藏着大便，就一刻也等不得了，马上联系小魏，买那个据说能清宿便的好东西！

今天，小魏姑娘又说，这人老了，眼睛就容易看东西模糊，滴一滴她的眼药保管能好。王阿姨想起半年前体检时大夫说她有白内障，建议手术。当初就是因为害怕，所以即使看东西好像隔了一层雾，王阿姨也没去做手术。今天一听原来滴滴眼药就能好，哪还有不买的道理……

你以为王阿姨对于健康的追求仅仅停留在“独乐乐”阶段，那你真是太天真了。

如今报纸、电视，尤其是网络媒体这么发达，老年人也开始加入了网络大军，王阿姨也不例外。老伙伴们不仅自己关注和健康有关的各种新闻，而且还会把自己觉得有价值的信息分享给其他人。

自从在网上看到，食物也是有性格的，不同的食物之间不仅能相生，也能相克，王阿姨每天从走进菜市场就开始进入“备战”状态，看到每一种蔬菜，都会立即调用脑海中的“数据库”，务求只买“相生”的，不买“相克”的。

随着家里的小孙子该吃辅食了，王阿姨又开始操心起来，这普通蔬菜，万一有农药残留可怎么办？大人还好，要让小孙子吃，王阿姨可是万万不忍心。

那能怎么办？咱挑有机蔬菜总没问题了吧。要说王阿姨平时也是个节俭的人，不仅全家的剩菜剩饭全包圆，就连烂掉的水果也舍不得扔，起码得把没烂的部分吃掉。如今为了小孙子，也是心甘情愿为有机蔬菜的高价买单。

其实王阿姨心里也有自己的打算，有机蔬菜虽然贵，可是一定贵得物有所值，起码不用农药啊。再说，贵，咱可以少吃啊。

除了要吃得好，后天的培养也很重要。看着小孙子伶俐的模样，王阿姨计划着带着小孙子去旁边早教机构做一次天赋基因检测，看看孩子有哪些天赋，也好重点培养，赢在起跑线上。

除了心尖肉小孙子，家里其他人，也都装在王阿姨的心里：儿子媳妇工作忙，得准备复合维生素加强营养；闺女要减肥，每天生啃着白菜也让人操心；马上要入冬了，还要带老伴儿去医院输液通血管……

说了这么多，你有没有发现，其实王阿姨的身上，就有咱自己妈妈的影子。

父母对子女、对家庭总会倾尽心血，但是这也给了骗子以可乘之机。

如果之前，你和我一样，对于父母每天和我说的“保健大法”不屑一顾，甚至因此而屏蔽了父母的信息；那么现在，你是否愿意和我一样，在闲暇的时候读读这本书，把书里医学专家们掰开揉碎讲的道理告诉父母。

毕竟，离谣言远一点，就会离健康近一点。

目 录

健康篇

饮食篇

健 康 篇

醒醒吧，定期输液防中风，绝对是个坑

宋珏娴 / 首都医科大学宣武医院

一到春天或者秋天，神经内科的门诊就会热闹起来，原因是很多患者会在这段时间找到医生主动要求输液。

“大夫，我春秋两季都输液，预防血栓，您给我开药吧”“大夫，我身边的人都说春天秋天要输液，疏通血管”。

“每年定期输液可以预防脑中风发作”在很多人，尤其是老年人中广泛流传，这种来历不明防病治病理论对于他们而言，有时候甚至成了一种心理依赖。

很多人甚至会认为，“脑中风”就是血管堵了，只要能够输液，就能缓解血管的堵塞情况，对“脑中风”起到预防作用。如果今年没输液，就是没预防，自己得“脑中风”“脑血栓”的机会就会大大增加。

所以无论如何，都要在换季的时候提前输液，达到“通血管防中风”的目的。毕竟不能和“脑中风”这个可怕的

对手毫无准备地“过招”。

那么事实究竟是怎样的呢?

其实,“定期输液预防脑中风”这种观念是大错特错的,面对一脸虔诚的要求输液“通血管防中风”的患者,医生每每都要苦口婆心地将其劝退,这是为什么呢?

在大众心目中常用的“通血管防中风”的输液用药,一般多是活血化瘀的中药注射剂,或者扩血管的西药。

不论上述两种中的哪一种,作用时间一般均为 6~8 小时,只能起到短暂的治疗作用,并不可能永久地“疏通”血管、预防脑中风。

读到这里可能读者会想,即便是暂时性的预防,反正也没什么危害,您为什么说“定期输液预防脑中风”这种观念是错误的呢?

要回答这个问题,我们就需要知道这些药物通过静脉输注的方式进入血管后,究竟做了些什么。

上述药物通过静脉进入体内,作用于血管,其作用机制均是暂时性地扩张血管,降低血液黏稠度,增加循环血容量,进而改善脑灌注。药物发挥的这些作用,等于提前透支使用了“血管被扩张,血流被加速”的能力,等真正脑梗死需要输液时,往往就会出现药物耐受、效果欠佳的情况。

我常劝那些来到门诊主动要求输液“通血管”的人，人体通过药物达到“扩张血管，加速血流”的能力，就好比我们家里一笔固定 “存款”，而通过定期输液以预防脑中风的方法，就好比是提前动用了这笔固定“存款”。

和动用了存款，在一段时间内我们肯定会生活得非常富足一样，输注了这些药物，大家可能会觉得暂时的“头脑清醒，浑身有劲”。然而一旦透支了大量存款，等到真的遇到了急需用钱的情况就很可能无法周转，提前输注这些“通血管”的药物，等到血栓形成，需要用这些药物及时扩血管的时候，它们就起不到很好的作用了。

我们说“定期输液预防脑中风”的观念是错误的，是不是仅仅因为这样做会在真正发生血栓的时候无药可用呢？并不是！其实，盲目输液的危险远远不止于此。

老百姓所谓的“脑中风”，其实对应着临床上两种截然不同的疾病，也就是脑梗死和脑出血。

脑梗死是在脑血管内形成血栓，这时候输液也许能够缓解一部分病情。

脑出血则不同，它是指脑血管破裂出血。如果患者存在高血压、微动脉瘤形成的基础疾病，再盲目跟风输液的话，就很有可能导致动脉瘤破裂，进而导致脑出血或者蛛网膜下腔出血，这些都是致死率、致残率很高的疾病。

可见，盲目的“定期输液通血管”很有可能预防不成反招病，造成终生遗憾。

再次强调，输液不能使血管变软，也不能疏通血管、清除斑块，无法达到预防脑中风的目的。想要通过定期输液来预防脑卒中的以老年人为多，这部分人群一般心肺肝肾功能都在减退，除了要承担上述风险外，过多输液还会增加各脏器的负担，这些都可能给老年人的健康带来危险。

既然不能通过输液的方法预防脑卒中，那么我们还能做些什么呢?

脑中风的危险因素有高血压、糖尿病、冠心病、高血脂、吸烟、饮酒等，这些危险因素会导致脑动脉粥样硬化，形成斑块，使血管狭窄、闭塞，直至引发疾病。但是这些危险因素是可以通过改良生活方式、服用药物等来改善。

1. 在正规医院神经内科做好脑卒中筛查。

2. 在医生的指导下进行脑血管病的规范预防治疗：有基础疾病者（高血压、糖尿病、高脂血症等）应该坚持规范用药控制病情。

3. 有过脑中风病史的患者，必须在医生的指导下做好二级预防（坚持服用阿司匹林抗血小板聚集；规范使用他汀类药物稳定斑块等）。

4. 注意防寒保暖，增强体质，避免感冒；作息规律，避免熬夜疲劳；适当运动，避免大汗大渴；忌烟酒，饮食清淡，避免便秘。

综上，在谈“中风”变色的今天，千万不要再盲目跟风输液，而应该听从医生的建议，在医生的指导下进行预防。

从 X 战警之死到舌尖上的高血压

陈罡 / 北京协和医院

在电影《X 战警》中，有一个不起眼的角色，不起眼到我写这篇文章的时候连他的名字都想不起来，他拥有的超能力叫“适应”，能够在种种恶劣环境中生存：在水中可以像鱼一样长出鳞片和鳃，在光滑玻璃上可以像蜘蛛那样爬行，甚至在空中坠落时可以像蝙蝠一样长出皮翼滑翔。后来，这位打不死的小强死于独眼龙的激光眼，因为，他在高强度激光的长时间持续照射下无法再“适应”了。

请注意几个字眼：高强度，长时间，持续。

普通人也一样，我们可以通过调整呼吸、循环、代谢或其他功能，来适应千变万化的环境，甚至于，某些极限。然而，当刺激的数量或强度超出了人体的适应范围，我们的反应就不是正常的适应了，而是反常的甚至是病态的。

有时候，犯不着雷霆万钧，水滴石穿的力量就足以令我们得病；前者犹如高空坠落和骨折，后者好比高盐饮食和高血压。

高盐饮食和高血压的发病密切相关，有大量流行病学资料。譬如，新几内亚、我国贵州的山区居民等，摄盐量甚低，鲜有高血压，而“重口味”地区的人往往高血压发病率较高。

我国北方高血压的发病率就明显高于南方地区：北方人“口味重”，平均每人每天摄盐12~18g，南方人口味偏淡，摄盐也达7~8g。根据2002年全国调查，我国每人每日摄入食盐12g，这数字可比世界卫生组织建议的每人每天5g盐高出1倍多！

研究表明：每天增加2g食盐摄入可导致血压升高1~2mmHg。因此，把食盐称为高血压的催化剂，绝非言过其实。

高盐饮食是如何导致高血压的呢？想必大家都有这样的经历：吃过麻辣烫这样又咸又辣的“美味”后恨不得喝上几大瓶可乐。那是因为盐分吸收后，血渗透压升高，激发下丘脑的口渴中枢，产生渴感，促使人喝水，以稀释血液中过多的盐分。经过这个过程，人体内的水分增多，血容量增加，心脏的负荷增大，每次收缩时的射血量也随之增加，血流对动脉血管壁的冲击也加大。

其次，钠离子摄入过多，会引起肾上腺和脑组织释放一种因子，这种因子会使细胞兴奋性增加，变得更容易“激动”，结果表现为动脉收缩、血压升高。

最后，血液里的盐分增多时，肾脏为了调节水 - 电解质平衡，还会分泌一些激素，导致血管收缩。

在多管齐下的作用下，血压就难免升高了。

中国人摄入的食盐量多，一方面与长期以来的饮食文化有关；另一方面，可能源于一个观念：“盐少吃了会没力气。”

不知道各位看官是否也这么认为，或是听家里的老人说过这句话。反正在我小时候，外婆在做饭时总是把这句话挂在嘴边，然后往锅里大把撒盐。事实上，这个观念早已经过时了。

食盐的化学成分是氯化钠，其中的钠元素是我们身体不可缺少的，它调节体内水分与渗透压，增强神经肌肉兴奋性，维持酸碱平衡和血压稳定。之所以会存在“盐少吃了会没力气”的说法，是因为解放初期以重体力劳动者居多，大量盐分以汗液的形式排出，所以才需要多补充盐分。而现在，由于机械化的普及和环境的改善，不用说脑力劳动者，就是不少体力劳动者，也不会在工作时大量出汗，因此也就没有必要每天摄入那么多盐分啦。

WHO 建议中等体力活动的成年人每天食盐的摄入量不要超过 5g，根据中国营养学会的定义，中等体力活动包括：学生日常活动、机动车驾驶、电工、车床操作等。大家不妨以此作为参照吧。

人体需要的钠主要来自调味素和食物。食盐、酱油、味精、酱等可以提供较多的钠，肉类和蔬菜也可以提供少部分钠。正常成人每天钠需要量大约为 2.2g。我国食品结构中，成人日常摄入的食物本身大约含钠 1g，那么，再从食盐中摄入 1.2g 左右钠就足够了。食盐中的钠比重占 39.33%，因此，一般说来，在日常食物基础上额外摄入 3.05g 食盐就足以满足人体钠的需要。这样看来，WHO 建议每日不超过 5g 盐可不是一拍脑袋想出来的。

5g 食盐究竟有多少？告诉大家一个感性认识：把普通

啤酒盖去掉胶垫，盛满一平盖食盐大约是 6g，如果不去掉胶垫，再盛得不那么满，大约就是 5g。

有些朋友灵机一动：那好办了，我每天盛一啤酒盖食盐，分配到三餐的饭菜中，不就大功告成了吗?

需要注意的是，“5g”是指一天所有进食的含盐总量，可不要忽略了食物本身的盐分，而这些“藏起来”的盐很可能成为你血压升高的“隐形杀手”。即便控制了食盐用量，但经常和这些“隐形杀手”打交道，减盐的目标还是难以企及的。

调料中的酱油就值得一提，一汤勺酱油（大约 5g）含盐 1g。贝类、海藻类海产品含盐量也不少，比如：30g 的蛤蜊含盐 0.66g，10g 海带干含盐约 0.71g。更值得注意的是一些加工食品，由于使用了大量调味料和香辛料，也是高盐食品，比如 100g 猪肉含盐为 63mg，而制成培根则含盐高达 1480mg；100g 土豆含盐仅 7mg，而制成薯片则含盐 800mg。这样的数据是不是让你大跌眼镜呢? 这类“隐形杀手”往往尝起来“可口”，大家很可能会在不知不觉中摄入很多盐。

舌尖上的美食固然诱人，但我们要学会拒绝舌尖上的高血压。减盐，你真的学会了吗?

含氟牙膏真的安全吗

许桐楷 / 北京大学口腔医院

氟，是广泛存在于自然界的物质之一，关于氟的发现也有很多可歌可泣的科学掌故，但这不是我们今天的讨论重点，今天要和大家讨论的，是广泛流传于坊间的一个传闻——含氟牙膏不安全。

想象一下，您正在刷牙，突然听到有人和您说“知道吗，千万不能用含氟牙膏啊，这玩意不安全”，您会不会先是一惊，想到自己已经刷了几十年的牙，吓得差点儿把嘴里的牙膏吞进去?

“含氟牙膏不安全”说法由何而来

关于这则说法的由来，比较靠谱的解释是，一些学术性研究曾经探讨过氟化物过量摄入对人体的危害，得出了可能会导致“神经、内分泌疾病甚至癌症”的结论。虽然这些结论本身还是有争议的，但是却使“含氟牙膏不安全”这个说法甚嚣尘上。

那么事实究竟是怎样的?

事实上，在牙膏中添加氟化物进行防龋是20世纪牙科预防保健界的最大发现。无数的大规模、可信度高的研究均证实，含氟牙膏是安全、有效、低成本的预防龋齿手段。从未有任何研究证实使用含氟牙膏会导致患癌的风险升高。即使很多人感觉用过含氟牙膏后口腔黏膜或者口周皮肤会有少许的不适，那也基本都是牙膏中的其他成分导致的，对氟化物过敏的情况极其罕见。

用了含氟牙膏会变黄板牙吗

“用了含氟牙膏会变黄板牙”也是很多人对含氟牙膏心存顾虑的原因之一。大家所担心的所谓黄板牙，对应的医学名为氟斑牙。氟斑牙的主要成因确实是由于在生长发育阶段，摄入了过多的氟，导致牙齿釉质的发育受到影响，最终形成了白垩色且带有棕黄色斑块的牙齿。因为这种牙齿严重影响美观，故而也会让部分人“谈氟色变”。

在氟斑牙的定义中，有两个关键点需要大家特别注意：

一是“生长发育阶段”，二是“摄入”。翻译一下，就是一定是在 8 岁以内的时候把过量的氟吃到了肚子里。能够满足这个条件的氟来源一般是饮用水，如果当地的饮用水处理不到位，水中含氟量过高，那么在长时间大量的饮水过程中，氟就会在体内累积，最终导致氟斑牙。

换言之，如果你已经成人了，就算喝了含氟量过高的水，也不会造成氟斑牙；如果你并没有把氟吃到肚子里，只是在嘴里含了一会儿又吐出去，那么也不会得上氟斑牙。

含氟牙膏是通过局部作用在牙齿表面，使得牙齿中的矿物质更加坚固、更加耐腐蚀，进而起到防龋的作用。刷牙后漱口能够将牙膏中的氟带走，并不会造成氟的摄入过量。

说到这里，会不会有人又会产生这样的顾虑——虽然漱口能够带走大部分的牙膏，但是刷牙时难免会咽掉一点泡沫，日积月累是不是也会造成氟超标?

不会的。对于含氟牙膏中的含氟浓度，国家是有明确规定的，不许超过 1500ppm（一种浓度的计量单位），也就是说，1 克牙膏的含氟量不会超过 1.5 毫克，把牙刷上挤满牙膏也就不到 1 克牙膏，而每人每天摄入 3 毫克以内的氟都是安全的。所以只要不是每天都把刷牙时的所有牙膏都吞掉，使用含氟牙膏刷牙是不会造成氟过量的，绝对安全。

高氟区的人使用含氟牙膏安全吗

高氟区，顾名思义，就是饮用水中含氟量较高的区域。那么是不是生活在这些区域的人们都是黄板牙，都不能安全使用含氟牙膏呢?

显然不是。高氟区的划分是非常宏观的，只要该省内有人口的饮用水是含氟较高的，那么就将该省划分为高氟区，实际上可能只有几个乡县或者几个村的水是不合格的。

我国近些年投入了很大的财力、物力治理水质问题，目前基本上只要是自来水公司统一供应的自来水都不存在氟超标的问题，所以即便生活在高氟区，也无须恐慌，含氟牙膏该用还是要用。

如果所处地区的饮用水确实氟超标，那么是不是就不能再使用含氟牙膏了？也不是。即使饮用水中含氟量较高，其浓度也不会超过 10ppm，而医学界公认 500ppm 以下的氟浓度是起不到防龋作用的。

换句话说，喝再多氟超标的饮用水，也起不到预防龋齿的作用，还是要靠含氟牙膏高浓度、短时间的防龋作用。

再退一步说，如果所处地区确实由于饮用水问题导致了大量氟斑牙，正常使用含氟牙膏依然不会加重氟斑牙的情况，还会大大降低龋齿的发病率；如果不用含氟牙膏，氟斑牙的情况也不会缓解，反倒是容易变成满嘴“虫牙”的黄板牙。

儿童使用含氟牙膏安全吗

提出这一问题的人，主要的考虑是小朋友普遍不能很好地掌握漱口这一技能，会比大人多吃掉很多牙膏，而且为了让儿童养成刷牙的好习惯，很多儿童牙膏在口味上都调制得非常香甜可口，这也造成了小朋友会更加主动地去吃掉牙膏。

和成人类似，儿童使用含氟牙膏是否会中毒，是不能脱离剂量来谈的。刚才已经帮大家算过了，对于成人，只要不是整口整口地吃牙膏是不会中毒的。但小朋友确实是有特殊性，体重小、发育中，所以我们要更加谨慎小心。美国牙医协会最新发布的指南中明确指出，从孩子长出第一颗牙开始，就要使用含氟牙膏刷牙，但要注意用量，0~3 岁，每次的用量约为大米粒大小；3~6 岁，每次的用量约为黄豆大小。在这个用量基础上漱不漱口都是没有问题的。当然，对于有孩子的家庭，一定要把牙膏放置在孩子无法触及的地方，防止孩子误吞。

每天使用含氟牙膏，既不会致癌，也不会变成黄板牙，对于成人和儿童，含氟牙膏同样安全。为了口腔的健康，快点儿用起来吧！

那些关于减肥的“是是非非”

陈罡 / 北京协和医院

若非生在唐朝，脸蛋再美，杨玉环也难成贵妃。

在以瘦为美的今天，现代医学还口诛笔伐，把肥胖推上了冠心病、高血压、脑卒中、痛风、糖尿病，甚至于癌症的被告席。减肥二字，也成了大家挂在口头的时尚。但那些年我们一起减过的肥，真的做得对吗?

你知道 BMI，但还是不懂肥胖

和减肥同样化身为口头禅的，还有 BMI（身体质量指数）：体重 ÷ 身高^2，这简单直白的公式广为流行。但你可想过，你对公式的理解可能不对?

BMI 是舶来品，进入中国后水土不服，西方人 BMI<25 的健康标准并不适用于中国人。亚洲人在较低 BMI 水平时，心血管疾病的风险已经大大提高。经流行病

学研究，我们中国人 BMI>24 就跨入微胖界，BMI>28 则属于肥胖。

并且，BMI 也没你想得那么管用。说白了，一个人身上的肉未必都是肥肉。强壮如施瓦辛格，大块的肌肉填到 BMI 爆表，但又有谁觉得他需要减肥呢？鉴于 BMI 有时羞羞答答，有时又欲盖弥彰，科学家们动用器械和各种技术来衡量人体的体脂指数，从而更加真实地判断人体的胖瘦。

但这也太麻烦了。对于普通人而言，除了掌握 BMI，如果再了解一下腰围和腰臀比，就能较真实地判断体型。腰围是衡量腹部肥胖的重要指标，它反映腹部脂肪蓄积的程度，而腹部脂肪反映内脏脂肪的多少，内脏脂肪是人体健康的重要威胁。对于中国成人而言，男性腰围应小于 85cm，女性应小于 80cm；男性腰臀比应小于 0.9，女性应小于 0.8。

因此，眼里只有 BMI 而忽视腰围，此乃减肥之一大陷阱。

你知道热量，但还是不懂卡路里

相比于之前“吃嘛嘛香”的小白，踏上减肥之路，我们已然可以“聪明地”计算各种食物的热量：1 克碳水化合物含有 4 卡路里热量，1 克蛋白质含有 4 卡路里热量，

1 克脂肪含有 9 卡路里热量。为了和邪恶的脂肪抗争到底，我们无所不用其极：拒绝红肉，尝试素食，甚至每天光啃水果度日……

并非吃肉才长肉。人之所以长胖，是因为我们摄入的卡路里多于我们的消耗，任何类型的食物摄入过多，都可能变成脂肪留存在体内。素食的寺庙中少不了胖和尚，“日啖荔枝三百颗”，杨贵妃的贵妇风范与日俱增。

不同类别的食物进入人体，代谢途径各有不同，它们和我们的胃肠道相拥过后，转身和体内不同的激素碰撞反应，参与新陈代谢，组建身体的不同成分，而我们身体对它们的主观感受也是有差别的。举个简单的例子，蛋白质可以显著降低人体的饥饿感，进食含有同样卡路里的碳水化合物、蛋白质和脂肪，吃蛋白质的最不容易感到饥饿。相反，那些光吃素的人，由于饥饿感的提前来临，下一顿可能吃得更早，吃得更多。

即便是同一类别的食物，进入人体后的能量代谢也大有差别。同是碳水化合物，精制面粉、苏打饼干等食物进入人体后很快消化吸收入血，提升血糖，一时盈余的卡路里就会以脂肪的形式储存起来；而粗粮等有助减缓糖的消化速率，使身体有更长的时间来消耗掉摄入的卡路里，避免糖向脂肪的过早转化。

你知道克制，但还是不懂什么时候吃东西

为了减肥，我们守住欲望，小心翼翼地避开早餐，避开晚上 9 点后的夜宵；我们步步惊心，晚上饿得抓心挠肺，打开冰箱后又惊弓之鸟般地赶紧关上。仿佛我们多吃了这一顿，就会令脂肪卷土重来，令减肥大业付诸东流。

其实你大可不必如此。进餐时间不是肥胖的根源，你是否长胖只取决于当日摄入热量和消耗热量的差额。如果你热量的摄入大于消耗，甭管你对进餐时间有多么严苛的克制，肥胖还是会悄然发生。

所以，你大可不必不吃早餐，错过早餐，由此引发的饥饿可能让你在中午吃得更多；你大可不必在夜间煎熬还和自己过不去，只有无节制的饮食才是夜宵的真正危险所在。

你知道流汗，但还是不懂怎么运动

有一句有名的鸡汤：汗水，是脂肪燃烧时流下的眼泪。

似乎，运动蒸出了汗水，也就消耗了脂肪。其实不然，流汗和减肥之间没有绝对关系。流汗只是意味着运动时，你的身体产热增加，身体通过出汗在帮自己降温而已。运动后，流汗增加了，体重的确一时间有减轻，但减少的只是水分而不是脂肪。

运动时的直接能量耗损来自于葡萄糖的燃烧。脂肪是体内的能量储备，哪怕在运动，身体也不会轻易动用脂肪燃烧。只有当葡萄糖的供应处于“能量赤字”时，脂肪才会心不甘情不愿地出手相助。

也就是说，真心想减肥，运动的时间不能短，运动的强度不能低。美国运动医学学会建议，每周应保证 5 天至少 30 分钟的中等强度有氧运动，或每周 3 天至少 20 分钟的高强度有氧运动。而适度无氧运动的结合，有助于增强肌肉体积，提高基础代谢率，增加日常生活中的耗能，对于减肥也大有裨益。

一句话，要想逼脂肪流泪，自己先要运动到“流泪”。

靠谱的减肥理论万变不离其宗，那就是：均衡饮食和运动，使消耗的能量多于摄入的能量。

世界上流行一时的各式减肥妙招有上万种，95% 以上被证实是错误的，万“骗”不离其宗：希望零食不离嘴，躺着就能瘦。

减肥神药在哪里

赵彬 / 北京协和医院

“瘦小离家肥硕回，乡音未改肉成堆。爹妈相见不相识，笑问胖子你是谁。” 这首打油诗春节期间在朋友圈大有刷屏之势，可见过一个春节，都不能用“每逢佳节胖三斤”来形容长肉的辛酸了。

哪管“管住嘴迈开腿”平时做得再好，一过节觥筹交错间就全都灰飞烟灭了，那么有没有一种神药，可以让人毫无忌惮地吃喝，还不用运动，一吃就瘦?

这样的神药当然是有的，不过不在药房里，而在广告里。我们先看看 M 的故事。

M 是一名大四学生，有着 1.65 米的修长身材，和所有的女孩一样，她爱笑也爱美，美中不足的是她觉得自己 60 千克的体重显得有些微胖。M 和男友分手不久，就发现男友的新欢除了比自己苗条些，其他条件都和自己差不多。这一点深深地刺痛了她爱美的心，她发誓一定要瘦下来，而且还要快，她要让男友后悔。

最终她选择了一款当时最流行的减肥胶囊，按照说明书吃了几天后，M 开始出现便秘，脸上频频冒痘，这些都还不是最重要的，最难忍受的是心悸心慌的濒死感。也正是因为这种令人恐惧的濒死感，让 M 最终放弃了吃减肥药，毕竟减肥可以慢慢来，健康毁了就全完了。

后来通过咨询医生，M 了解到，她吃的这款减肥胶囊中含有的主要成分是西布曲明。西布曲明可以通过抑制食欲、分解脂肪而达到减肥的效果。这个药物既能让人不想吃，又能分解脂肪，看似很完美对不对？可是西布曲明上市后发现会导致严重的心血管风险，引起卒中及心脏病发作。

正因为存在如此严重的健康风险，因此在 2010 年，欧盟、美国及中国的有关部门已经相继暂停了西布曲明的销售和使用。

既然使用西布曲明减肥要承担非常大的健康风险，那么其他的号称能够减肥的神药又是如何呢？我们下面来扒一扒市面上常见的减肥药。

左旋肉毒碱

左旋肉毒碱也叫左卡尼汀，是人体能够自身合成的一种物质。在人体内的大多数细胞中，存在一种被称为线粒体的细胞器，它是产生能量的场所。

如果将线粒体比作发动机，将脂肪比作汽油，那么左卡尼汀的作用就是把汽油加入发动机。正如不开车汽油不会燃烧一样，如果不运动，那么吃再多的左卡尼汀，脂肪也不会消耗。

从循证医学的角度出发，目前并没有研究能够证实左卡尼汀具有减肥的作用，美国 FDA 仅批准它用于左卡尼汀缺乏症。在欧美国家，左卡尼汀主要作为营养补充剂使用，也就是食品。如果你的身体健康，能够正常饮食，是不会缺少左卡尼汀的。

泻药

泻药是最常用于减肥的药物，主要是因为它获取相对方便，价格相对低廉。泻药作用于人体，会将原本要通过肠道吸收的脂肪排出体外，这就等于变相减少了食物的“摄入”。这样看来，泻药似乎对减肥有一定作用。

但是我们看问题要全面，被泻药排出体外的可不仅仅是脂肪，还有食物中的氨基酸、碳水化合物、维生素和微量元素，以及肠道的益生菌，这些都是对维持健康非常重要的物质。

长期使用泻药不但会导致维生素、微量元素缺乏，还会导致肠道菌群紊乱，严重的甚至会损坏肠道黏膜，破坏肠道免疫功能。单纯依靠泻药，不节食不运动，一旦停药又会很快胖回去。这样想一想，用泻药减肥真是得不偿失。

二甲双胍

“二甲双胍能吃吗？”这个问题着实让人头痛，因为有些人吃了二甲双胍确实有效。目前二甲双胍用于健康肥胖患者的研究比较少，且实验设计证据的等级不高。我们叫健康肥胖患者似乎也不太对，应该叫“除了胖没别的病的普通胖子”。

2013 年德国学者，发现对于 BMI 大于 27 的“普通胖子”，连续 6 个月每天吃上 2.5 克二甲双胍，平均能够减掉6千克体重，然而该实验设计证据等级较低。Kashyap SR等人总结了二甲双胍可能的减肥机制，包括中枢神经系统调节、影响肥胖感受器、加强肠道饱腹感信号和加速脂肪代谢等。

目前美国FDA并没有批准二甲双胍用于减肥。作为药师我知道的是二甲双胍有很强的胃肠道不良反应，高达53.2%的人服用二甲双胍会出现腹泻，25.5%的人会出现恶心，没准就是这个不良反应导致的减肥作用也说不定。

但在某些特定人群，二甲双胍的减肥效果还是值得肯定的，包括2型糖尿病、胰岛素抵抗、妊娠期肥胖、多囊卵巢综合征等患者。

有人会问，为什么没有针对普通胖子使用二甲双胍减肥的多中心、大样本、随机对照双盲的高水平研究呢？因为这个药太便宜了，也早过了专利保护期，如果某个药厂花了一大笔钱证实了它具有减肥作用，那么全球所有厂家都会坐收渔利，而且还可能是微利。所以这个问题尚无定论，姑且搁置。

是否存在既安全又有效的减肥药

如果对于前面几种减肥药物的点评让你陷入了深深的失望，那么对于这个问题，我的回答一定会让你重燃希望之火。是的，既安全又有效的减肥药是存在的。

目前国际公认的减肥药首选奥利司他和罗卡西林。奥利司他具有长期安全性和有效性的使用记录，尤其是对血脂异常和糖尿病患者。罗卡西林与奥利司他类似，但长期使用的安全性数据有限。

但是即便是有效性和安全性都获得了认可且已经在国内上市的奥利司他，在服用过程中还是会产生恶心、呕吐等胃肠道不良反应以及脂肪性腹泻，给日常生活带来不便。

作为一名专业的药师，我要郑重地提醒大家，减肥药只适用于那些饮食控制和锻炼仍不能达到减肥目标的肥胖者。即便是再安全的减肥药，也存在不良反应，而且无法规避停药后反弹的问题。

不改变生活习惯，幻想着依靠吃减肥药来轻松减肥，是难以持久的，减肥路上没有任何捷径。因此建议各位“微胖”的爱美人士，应该用尽洪荒之力，撸起袖子运动减肥。

对于那些真正需要药物治疗的肥胖症患者，建议到医院就诊，因为类似奥利司他这种减肥药，都属于处方药，在医生和药师的指导下使用比较安全。

小贴士：也许你根本就不胖

体重控制向来是爱美人士的必修课，医学上评价“胖瘦”有个指标叫BMI，计算也很简单。

BMI=体重（kg）÷身高的平方（m^2）。

中国健康成人BMI为18.5~24，通常BMI大于24认为是超重，BMI在28以上才算肥胖。

以M为例，她的身高为1.65米，体重为60千克，经过计算BMI为22，处于正常范围内，根本就不胖。

健康必须排宿便、清肠毒

孙铁飞 / 石家庄市第一医院

随着生活水平的提高，每个人都越来越关注自己的健康。正因如此，有关养生、保健的各种资讯也开始爆炸式地向我们袭来。其中最为引人注目的就是“我们的肚子里装着大量宿便，它们如轮胎般坚硬，牢牢地粘连在肠壁上，腐败、发酵，慢慢侵蚀着我们的身体。”

此条言论乍一听来，真惊得人一身冷汗。我们的肚子里竟然藏匿着如此危险的健康杀手,看来要健康,必须要“须排宿便、清肠毒”。于是乎各种宣称能够“排宿便、清肠毒”的保健品如雨后春笋一般出现在了我们的视野中，再搭配上骇人的广告画面，分分钟勾起人们的购买冲动。然而，真的需要如此吗?

什么是宿便

作为一名医生，我很负责任地说，纵使翻遍医学教材，也一定找不出“宿便”这个词。既然“宿便”不是一个规范的医学词汇，我就只能从字面来理解“宿便”的概念。

“宿便”，从字面上理解，就是长期滞留在人体内的粪便。作为普通人，乍一看似乎蛮有道理，肠道那么长，藏匿一些粪便应该是完全可能的。既然肠道可能会藏匿粪便，而粪便给大家的直观感受又是人体的垃圾，把它们及时排出去当然是利于保持健康的。然而事实上，这完全是一个臆想出来的伪概念。

大便是怎么形成的

我们饮用的水和吃下的食物依靠食管的蠕动进入胃，并在胃中储存，经过胃的蠕动，具有消化功能的胃液会和食物混合，经过充分混合的食糜经过十二指肠来到小肠。在经过十二指肠的时候，胆汁和胰液也混合进入食糜，它们可以中和胃酸，让食糜在小肠中更容易被吸收。

小肠是食物消化吸收的最重要的场所，在这里食物中的营养成分被小肠绒毛吸收，长达 4~6 米的小肠可以将这个工作做得十分充分。被小肠吸收之后，食糜已经成为了食物残渣，而此时的食物残渣还含有大量的水分，并没有形成固体形态，它们就这样到达了形成大便的场所——结肠。

结肠有两个功能，即吸收水分和储存大便。食物残渣在经过结肠时，水分被逐渐吸收，所占用的空间自然就越来越少。也正是因为如此，结肠的管腔其实是逐渐变细的，当到达结肠末端的时候，固态的大便已经形成。随后在肛周肌肉的共同作用下大便被排出体外。

明白了消化系统的整个工作过程，我们可以清楚地看到一点，食物自食管而下经过消化形成大便经肛门排出，除了阑尾那个没有储存功能的盲端之外，完全是经过一条没有“岔路口”的路径。

在进入结肠之后，食物残渣才被吸收水分形成大便，而自此直至肛门排出，并没有一个额外的空间来存留大便，它们全都乖乖地待在结肠里。

大便会在结肠里待多久

既然说是“宿便”，可见是在肠道中滞留了很长时间的，有些文章甚至用“陈年宿便”这样的词汇。那么大便究竟会在结肠里待多久呢?

大便在肠道内滞留的时间取决于排便的频率。对大多数人而言，两天一次到一天两次的排便频率都是正常的，有些人的排便频率比这个还要稍低一下，但是只要没有不适感，也可以认为是正常的。

如果您相信所谓“宿便”会在结肠里滞留很久，那我只能说，您太小看结肠的功能了。

结肠通过三种方式促进大便排出：分节运动、蠕动和集团运动。分节运动是一系列有规律的环形收缩，能短距离的推动肠内容物缓慢前进，多见于小肠，结肠的分节运动并不明显。蠕动则是大便前方的肌肉舒张，大便后方的肌肉收缩，利用这样的方式将大便逐步推送至消化道末端。至于集团运动，则远比前两种运动方式更加剧烈，它是结肠的一种强有力的蠕动形式，每天大约 2~3 次，每次都能将大便向前推进相当一段距离。

在这样多种的结肠运动之下，对健康人而言，大便是不可能在结肠内长期滞留的。而且正如前文所说，除了结肠之外，大便也无处藏身。

如果没有腹胀、腹痛、排便困难等不适症状，哪怕是排便次数少一点，也实属正常。所谓“一般 3~5 天不解大便而停留于肠管内的粪块叫宿便”这样的说法也是没有依据的。

简单来说，“宿便”根本就是一个彻头彻尾的伪概念，通过各种方法来“清除陈年宿便”，更是无稽之谈。

大便真的有毒吗

确实，便秘患者由于排便次数少，大便在结肠内的滞留时间会相对长，结果是导致含氮成分吸收增加。

但是对于肝肾功能正常的人来说，这完全不会造成什么影响。只有在肝肾功能不全的患者中，便秘可能诱发肝性脑病或加重肾功能不全。但导致这一切的含氮成分和所谓的“毒素”可是两个完全不同的概念，单单挑出便秘这个诱因来说明“肠毒”这个不存在的概念，是以偏概全的说法。

总之，所谓的“宿便”和“肠毒”是根本不存在的伪概念，当自己没有不适的时候，完全不需要额外的根据这两个伪概念进行口服泻药及灌肠等治疗。如果真的存在排便次数减少、粪便干硬或排便困难，还是选择到正规医院就诊最好。

排毒，可以休矣

李清晨 / 哈尔滨市儿童医院

2008 年，昔日风光无限赫赫有名的“排毒教父” 林光常，因其推销的“排毒疗法”使数位癌症病人拒绝化疗，最终不幸死亡，随后遭到司法部门的调查，并最终被法官判刑两年六个月。他的折戟沉沙一度使我天真地认为，像“排毒”这类为了某种商业目的硬生生捏造出来的概念也该寿终正寝了，可当我看到网络上还在反复传播着“人体排毒周期表”时，才如梦方醒，原来革命尚未成功，同志仍需努力，我高兴早了。

这些所谓的“人体排毒周期表”会把人体的好多系统器官都给安排了一个特定的时段，认为在该时段是该器官的排毒时间，事实上果真如此么？让我这个外科医生以精细解剖的手法对这玩意儿来个抽丝剥茧剔骨穿心。

人体排毒周期表：睡觉可以美容

真相：睡眠对健康的影响极复杂，简单概括并不严谨

睡觉可以美容一说，由来已久，很多人不加思考地就信以为真，这大概和既往的自身经验有关，比如熬夜会使人较为疲惫，神情憔悴，对于美人来说，此时的姿色当然会大打折扣，于是反向推出，睡觉可以美容也就显得顺理成章了。

不过，关于睡眠对健康的影响，其实是个极复杂的问题，这种因果关系的确立未免太过牵强。

人体排毒周期表：21：00~23：00，淋巴排毒

此时免疫系统活跃起来，你应该静下心来，听听音乐，使自己尽量保持安静。这样免疫系统就会很顺利地完成排毒工作，让你的免疫力增加。

真相：淋巴系统在时刻不停地循环

我想，提出这个所谓“人体排毒周期表”的作者可能连淋巴是怎么回事都没搞清楚：组织液进入淋巴管即为淋巴液，而组织液是血浆中的液体从毛细血管滤过而形成的，正常人每天生成 2~4 升淋巴液，大致相当于全身的血浆量。

淋巴系统在时刻不停地循环，全身的淋巴液最后经由全身的淋巴管收集，进入右淋巴管和胸导管，进入静脉。淋巴回流的生理意义在于回收蛋白质，运输脂肪及其他营养物质，调节体液平衡，防御和免疫功能。淋巴液在回流途中要经过多个淋巴结，在淋巴结中的淋巴窦内有大量具有吞噬功能的巨噬细胞，可以将红细胞、细菌和其他微粒清除掉。这个过程是一直在发生的，21：00~23：00 这个时间段对淋巴系统来说，一点儿都不特殊。

人体排毒周期表：23：00~1：00，肝脏排毒

此时你就应该熟睡了，不要熬夜，此时你不睡觉的话，你的肝脏就会因此很累，肯定要受损的。

真相：就解毒功能来说，肝脏其实是个小时工

肝脏是人体最大的腺体，不仅在糖、蛋白质、脂肪、激素、维生素的代谢方面与全身各组织器官密切相关，而且有分泌、排泄、生物转化的作用。肝脏的解毒功能便是一个生物转化过程，以酒精为例，酒精 90%~98% 经肝代谢（其余经肾和肺代谢），代谢速度为每小时 100~200mg/ kg，一个体重为 70kg 的人，每小时代谢酒精的量为 7~14g，这个过程产生的代谢产物对人体有毒，如果想减少肝损害，不喝酒肯定有好处。

就肝脏的解毒功能来说，其实它是个小时工，也就是你什么时候喝酒，它什么时候启动针对酒精的解毒功能，23：00~1：00 这个时段如果你没喝酒，也就不存在解毒这回事了。

人体排毒周期表：1：00~3：00，胆排毒

此时亦应继续熟睡，以便有利于肝胆的排毒。

真相：胆囊排胆汁需要有食物的刺激

很多人在对胆囊的认识问题上存在一个误区，想当然地认为胆汁是在胆囊产生的，其实胆汁由肝细胞连续分泌的。在非消化期，胆汁生成后，经肝管流出，一部分进入十二指肠，一部分进入胆囊，浓缩贮存；在消化期，胆囊收缩，胆汁排入小肠参与小肠内的消化。

也就是说，胆囊排胆汁需要有食物的刺激，要是胆囊只在 1：00~3：00 这个时段排胆汁，那人的消化功能可真的要出问题了。

人体排毒周期表：半夜到凌晨 4：00，脊椎造血

此时必须要熟睡，千万不要熬夜啊！

真相：地球人的脊椎不造血

人体的造血过程通常可以归纳为：胚胎期卵黄囊造血，其后肝脾造血，4个月后骨髓开始造血并逐渐增强，到婴儿出生时，完全靠骨髓造血。成年人若出现骨髓外造血，已无代偿意义，属于造血功能紊乱。

脊椎造血？地球人不是这样的。至于凌晨至4点？鬼扯！

人体排毒周期表：3：00~5：00，肺排毒

平时咳嗽的人，此时就会加重咳嗽，但是，却不应该立即服用止咳药，以免抑制肺部废积物的迅速排出。

真相：咳嗽不是排毒，而是对于刺激的反应

在这个谣言里，唯一可取的一点就是不要随意使用止咳药。咳嗽本身不是病，而是呼吸系统某种疾病造成刺激的反应，需要对因治疗，比如为细菌引起的肺炎，则需应用抗生素。

肺的主要功能是呼吸，吸入氧气，排出二氧化碳，至于排毒……你故意吸进去一堆有毒废气试试就知道了，立刻会引起剧烈咳嗽，不管几点吸。

人体排毒周期表：5：00~7：00，大肠排毒

此时就是你上厕所的最佳时机。假如你没有大便，就说明你有不正常的地方了，很需要去医院看看，检查一下究竟是哪里出了毛病。

真相：什么时候有屎什么时候去拉

什么时候有屎什么时候去拉，如果每天都 4 点半有便意，非要等到 5 点再去拉，这就不单单是排便功能有问题了。

人体排毒周期表：7：00~9：00，小肠排毒

在这之前，你理应吃早餐。不然，你一天的营养就会匮乏。治疗疾病的人最好在 6：30 之前吃；养生的人可以在 7：30 之前吃。奉劝那些不习惯吃早餐的朋友，务必养成每天吃早餐的好习惯，即便是拖到了 9：00 以后，也一定要吃。

真相：难道晚上吃饭，小肠就不发挥吸收功能了吗

小肠确系主要的吸收器官，包括水、无机盐、糖、脂肪、蛋白质、胆固醇，难道晚上吃饭，小肠就不发挥吸收功能了？笑话！

至于早餐时间，这个提法本来就是大部分人的进餐时间，是一句正确的废话，但没有证据证明不在这个时间段吃有什么危害。治疗疾病的、养生的更无须非在某个时间点进餐不可。这个说法，纯属煞有介事危言耸听。

人类这架精妙的“机器”经过了长期的进化，其实早已有了一套完善的代谢、排泄及解毒体系，根本无须刻意“排毒”。正常情况下，人体的水平衡、酸碱平衡和离子平衡在神经、内分泌以及多种器官的参与下保持良好，只有在极端情况下才会出现紊乱和异常。这种调节是无时无刻不在进行的，只是休息时较轻微，运动时较剧烈而已，并不会选择特殊的时间或钟点来进行。

是时候让“排毒”一词见鬼去了！

天赋基因检测靠谱吗

李元媛 / 四川大学华西医院

朋友们，天赋基因检测，听说过吗?

没听说过？！过来，听我说!

“XX 公司可以为您提供天赋基因检测。可检测的天赋基因包括：聪敏基因、领悟基因、记忆基因、思维基因、情感基因、专注基因、耐力基因、强壮基因、体能基因、爆发力基因，以及各位家长最关注的——早恋基因!

是的，您没有听错，检测了这些天赋基因，您就可以从根本上了解孩子的优势、劣势和趋势，为他们量身定制最优的养育方案，扬长避短，助他们早日走上人生的巅峰！”

怎么样，朋友们，听了以上的介绍，你心动了没有?

要不要试一试这个刷爆朋友圈的，已经市场化的，神一般的存在——天赋基因检测?

讲真，我第一次听到天赋基因检测，激动得都要炸掉了，同时也羞愧地无地自容——医学在一夜之间飞跃发展到对人类智能、体能，甚至是对找对象都能精准检测的地步，而我却浑然不知，我们业内的大咖浑然不知，连国际主流科学杂志也浑然不知!

天哪！是作为医学 / 科学工作者的我们孤陋寡闻了? 还是天赋基因检测子虚乌有? 到底应该对天赋基因顶礼膜拜，还是无情地把它拉下神坛? 来，听我来说一说，天赋基因检测靠谱吗?

咱们先从天赋基因检测的原理说起。

各家公司一直标榜的，也是巨大卖点之一的天赋基因检测的原理是:

成功 = 基因 + 环境 + 个人努力。人们的成功 32%~62% 是由基因决定的，其他才由环境和个人后天因素决定。所以，检测了基因就可以量身定制合适的养育计划，创造与这些基因相匹配的环境，把人的能力发挥到最大，让我们走向成功！

这个原理看上去无懈可击，尤其是第一句：成功 = 基因 + 环境 + 个人努力。还有第二句，为第一句提供了有力的数据支持！这个原理，简直就是高考作文十大金句般的人生真谛啊！

可是，在讲求精准和客观的科学世界，我不免发问了：成功的定义是什么？刘翔打破世界纪录是成功，那当时的亚军算不算成功？章子怡拿到影后是成功，那些演技差、人气高的小鲜肉动辄天价代言算不算成功？成龙大哥已经是国际巨星了，可他却说："我离成功还很远！"

所以，成功的标准到底是什么？是名还是利？是客观因素还是主观感受？

成功的标准都这么不清晰，"人们的成功 32%~62% 是由基因决定的"这样精准的结论又从何而来？

其实，真的有"32%~62%"这组数据，但它讲的根本就不是成功和基因的关系，而是表型与基因的关系，即基因和最后呈现出来的人的特征之间的关系。

拿抑郁症和相关的基因来举例说明：大家都带有某个可能导致抑郁症的基因，但是最终也只有 32%~62% 的人发病。表型和基因的关系也解释了为什么双胞胎的性格不是百分之百的一样。

商家将“表型”的概念偷换成“成功”，打上科学的幌子，加一组牛头不对马嘴的数据，套一句高考金句，就自制出了极具诱惑力的能让望子成龙的家长们嗷嗷掏钱的成功学。

只可惜，科学从不是什么成功学，科学就是科学！这个所谓的天赋基因的原理，从根本上就是不成立的！

当然，有的朋友可能会说：“你刚才反驳的那些毕竟只是个广告，广告又不是科研论文，没有那么严谨也是正常的，写得太专业了，我们也看不懂啊！说不定这些公司真的能测出那一长串的天赋基因呢，就算是它们和成功没关系，至少和能力有关系吧，毕竟基因和表型还是有32%~62% 的关系的呀！我想去测一下，不行吗？”

作为科学工作者，我万分羞愧地告诉您：不行！！

科技不够发达，俺们测不出那么玄幻的好东西！

商家提出的好多基因，根本就是天马行空的臆想，不属于科学范畴。大家一定记住啊，科学研究的是客观世界，那些主观的、感受性的、以个人喜好为评判标准的东西绝不在科学研究的范畴，也不可能得到所谓的科学证实。

比如早恋基因，早恋根本就是国内有些家长（还不是全部家长，更不是科学家）希望孩子学习的时期不要分心谈恋爱才创造出的伪科学概念，其他国家及地区的人民根本就没听说过这个词儿。青春期的少男少女萌生情愫是正常而普遍的现象，要说人人都有早恋基因都不为过。

如果早恋这种主观意味浓烈的基因都能测，那我再加一个——剩男剩女基因，你说能测不能测？！必须能测！

除了早恋基因，商家宣称的其他基因，看似科学的，实则概念模糊，缺乏科学依据，经不起仔细推敲。

比如强壮基因，多强才叫强，多壮才叫壮？是个子高，还是力气大？还有爆发力基因，简直要笑死我了，爆发什么？是跳高、跳远的爆发力，还是摇滚青年的那一声愤懑的嘶吼？

你们可以照着我的思路挨个试，基本上商家提出的每一个高大上的基因都经不起仔细分析，脆得就像手中的泡沫，轻轻一捏就破了。

当然，我知道，即使我说了这么多，还是有朋友心存执念：“好吧，就算是早恋基因不靠谱。但其他基因，会不会只是广告文案写得不够严谨？基因总是能检测到我的个人能力吧？”

作为科学工作者，我再次万分羞愧地告诉您：不能！！

不可否认，基因与智力、能力有关系。但是目前，我们对基因的了解还相当浅显，远达不到应用它检测个人能力的水平。

首先，目前功能研究得比较清楚的基因，大都不是在人身上研究的，试验都是在耗子身上做的，比如，给耗子植入一段基因，耗子的个儿长得更大了，对某些病菌的抵抗力更强了，或者跑得更欢实了，再或者胆子变大了、不怕猫了等等。但是人和耗子差着不止十万八千里呢，耗子的基因功能不能硬往人身上套啊。

其次，人类的基因组非常复杂，最大的染色体约含有2亿5千万个碱基对，最小的则约有3800万个碱基对。碱基对是基因的最小单位，它们以数不清的组合方式编码成基因。

基因和我们的能力又不是一对一的关系，换句话说，某一个能力可能和上千上万个基因有关，一个基因又可能和多个能力有关，不同基因在不同人群中的作用有可能是完全相反的……总之，那是一个浩瀚的、复杂的数据群。虽然针对人类基因的扫码工作已经完成，但是对于基因之间庞杂的关系，人类还是一片茫然，更别提用它来指导人生了。

不管您有多想用基因来解读人生，了解自我，我只能说，您的愿望是非常美好的，您的愿望也是科学家们的愿望。但是起码在现阶段，科学真的没法让您美梦成真！

天赋基因检测，只不过是商家披着伪科学的外衣，利用您的美好愿望在赚钱罢了。不过，大家也不要太生气，用天赋基因赚钱，绝对不是中国特色，其实全球都有。去年，英国科学界和体育界就发表了联合声明，郑重宣布：用所谓的天赋基因检测儿童体育天赋根本不靠谱，请大家不要相信无良商家的吹嘘，不要再被骗了！

那么，如果有人再问："天赋基因检测靠谱吗？"

让我们一起大声说：不！！

呵呵，至少现在还是"不"！

便便有血就是肠癌吗

刘正 / 中国医学科学院肿瘤医院

每个人的消化道都是一个极其复杂、高度精密的工厂，但是人类对于这个超级工厂却知之甚少。它会时不时地耍脾气、消极怠工甚至罢工，但大多数的时候这些并不是灾难性的问题，人体可以自行修复简单的日常故障，但是一旦出现系统瘫痪就需要求助于医生来解决了。

对于工厂（消化系统）的“废弃品”——便便，我们并不陌生，便便在我们的生活中扮演着肠道健康预警者的重要角色。正是由于恶性肿瘤等严重疾病在早期很难觉察，一旦出现明显症状往往预示着病情进展，便便的预警意义就更重要了。

通过了解便便的一系列变化，我们有可能做到防患于未然，尽早发现恶性肿瘤的蛛丝马迹，从而及时进行诊断与治疗。

正常的便便什么样

便便的成分固然和我们吃的食物有关，但还包含大量的水分和肠道细菌。

正常的大便应呈棕黄色或者褐色，呈圆条形、较软，和香蕉的形状类似。因为便便里除了水分还包括大量的肠道细菌，细菌分解会产生气味，这就是便便会有难闻气味的原因。

一天排便一次才是正常吗

正常的便便不单是指形态、质地、颜色和气味均正常，还包括良好的排便习惯，就是每天在相对固定的时间有规律地出现便意感，能够及时、轻松地排出粪便。

排便的次数和习惯因人而异，每日一次、晨起排便者居多。绝大多数人 5 分钟内排出大便，并且结束后没有残留便意，自觉轻松。

每天 1~3 次排便均属于正常范围，如果 2~3 天排便一次也不能笼统地认为是便秘，需要综合考虑排便量、困难程度等诸多方面的因素。

要警惕便便出现哪些情况

颜色及性状

如果便便呈现块状或颗粒状：一般是存在便秘的情况，便便在肠道中滞留的时间会相对长一些，其中的水分被反复吸收，就会导致便便变硬。

鲜血便：是比较常见的一种异常大便。若血的颜色鲜红，附在便便外层，与粪便不相混，可用水轻松冲走，或便后滴血，多为痔疮出血。若血与粪便混在一起，伴有黏液或脓液，则需要高度警惕结直肠肿瘤。

柏油样便：粪便漆黑发亮。正常的黑便一般和食用动物血、内脏以及特殊药物，比如口服铁剂有关。就疾病而言，多见于胃、十二指肠、小肠及结肠出血。出血的原因可以是消化道溃疡等良性疾病，亦能够是肿瘤。

白色陶土样便：主要见于胆管阻塞的患者。

黏稠的稀便：一般是存在肠道炎症，此时肠蠕动加快，肠道来不及充分吸收，在这种情况下粪便中的水分比较多，故而呈现黏稠的稀便的状态。

气味

虽然正常的便便会有难闻的气味，但如果它带有强烈的臭味，则提示肠道存在感染，或是食用了过多的肉类，但此时不能忽略肿瘤的可能。

便潜血阳性就是肠癌吗

当出现鲜血便或者黑便时先不要惊慌，我们可以通过便潜血检查来判断是否存在消化道出血。很多人担心便潜血检查阳性是不是就意味着得了肿瘤，其实还是要分情况。如果是间断性阳性，一般消化道溃疡的可能性比较大；但如果是持续性阳性，则要怀疑恶性肿瘤的可能，建议进一步进行消化道内镜检查以明确诊断。

说过了便便的正常和异常，我们再来聊聊和便便相关的两个小话题：

上厕所看手机有助于排便吗

随着低头族越来越多，除了坐地铁、吃饭，很多人连上厕所都不忘记带上手机，看新闻、刷朋友圈、打游戏，甚至离了手机就便不出来了。但上厕所玩手机会延长排便时间，让排便者长期保持排便姿势，影响肛门区域的血液回流，而且排便的感觉很容易就错过了，导致便意迟缓或没了便意。所以为了健康，上厕所时大家还是放下手机吧。

多吃素食一定更健康吗

一直以来，我们获取的健康忠告都是多食蔬菜，认为肉类食物和肠癌有着密切的关系。

素食固然没有错，蔬菜中富含的膳食纤维是形成固态便便的主要原料，它可以保证每天能排出成形的便便。但是健康饮食最重要的是科学搭配，任何偏食都容易导致营养不平衡，应在考虑自身营养需要的前提下，搭配适量的高质量蛋白质，以保证营养的全面均衡摄入，只有这样才能达到健康的目的。

说了这么多，只是想提醒您，千万别忽视了便便这个臭乎乎的小东西。偶尔因为疲劳、失眠、生活无规律，可能会导致偶尔的异常，您无须过分担心；但如果这种异常持续出现，就要引起重视，及时就医了。

小贴士：如何让便潜血试验更准确

为了让便潜血试验更加准确，建议在检查前三日就开始禁食肉类以及含血的食物、铁剂、叶绿素（如菠菜）食物，以免出现假阳性或者假阴性的结果。

其他可能导致假性结果的因素

假阳性：服用阿司匹林、皮质类固醇、非类固醇抗炎药。

假阴性：大量摄入维生素C。

膳食补充剂，吃还是不吃，这是个问题

田建卿 / 新疆军区总医院

“安身之本，必资於食，不知食宜者，不足以存生也，是故食能排邪而安藏腑、悦神爽志以资气血……”

一代名医扁鹊绕来绕去、吧啦吧啦说了一大堆，就是为了告诉大家吃好才能保健康，吃好才能寿命长。

是这个理呀！人从呱呱一落地就开始吃，一辈子吃下来的食物要有 60 吨左右，要是用大卡车来装运，至少也要 30 辆大卡车才能装得下。能不能吃好这 60 吨的食物，就决定了我们能不能拥有健康的身体。

问题来了，吃什么才叫吃好呢？不少网络、媒体、商家顺应“健康中国”的大形势，传播“营养补充”的理念，营养补充剂或是称之为膳食补充剂，于是开始深入人心，走进千家万户。

据统计，2016 年中国膳食补充剂市场达 1240 亿元人民币（约合 200 亿美元）。关心爸妈的深海鱼油、慰劳自己的维生素、驱赶疲劳的洋参片、补充营养的蛋白粉，诸如此类的“补品”开始进入我们的视线。

然而，“人红是非多”，膳食补充剂火了，问题也就随之而来了。膳食补充剂补进了身体，我们希望的健康长寿是不是就会如约而至呢?

对于我们普通人来说，除了吃饭以外，到底是吃“补品”好，还是不吃“补品”好呢? 莫急莫急，且容我一步一步道来……

膳食补充剂到底是什么

膳食补充剂，又称为营养补充剂、食品补充剂、保健食品等，官方对它是这样下定义的：是一种口服的，旨在补充膳食的产品（而非烟草），可能含有一种或多种以下膳食成分，如维生素、矿物质、中草药或植物提取物、氨基酸等。

通俗点说，膳食补充剂就是一种吃的东西，这个吃进嘴巴里的东西，既不算是食品，也不算是药品，是处于食品和药品之间的一类能满足人体营养需要的吃的东西，大多来源于天然的动植物，部分也来源于化学合成，正确食用对人有一定益处，可维持或促进健康。

我们目前可获得的膳食补充剂形式多种多样，有药片、胶囊、粉末、饮品等。市面上较常见的膳食补充剂有维生素（维生素 C、维生素 D、维生素 E）、钙、铁、益生菌、氨基葡萄糖、鱼油等。抗氧化剂（如维生素 C、维生素 E）也属于膳食补充剂中的一种。

只要吃得好就不需要服用膳食补充剂吗

伟大的哲学家黑格尔曾经说“存在即合理”，膳食补充剂也是一样，存在就有其作用，就有其价值。如果饮食不合理，出现了营养失衡，这时膳食补充剂或许是不良膳食结构的有力补充。不少膳食补充剂对维护身体健康也算是立下了“汗马功劳”。如维生素 D 和钙能够促进骨健康、预防骨质疏松；叶酸能够有效预防胎儿发生神经管畸形等。

您可能会问“当今不缺吃的时代，还会缺了营养？”这里您可能就小觑了营养不良的内涵。吃不饱（我们称为营养缺乏）可能导致营养不良，同样吃得太饱（我们称为营养过剩）也可能导致营养不良，还有偏食挑食（我们称为营养失衡）同样可能导致营养不良。

所以我们在这里不做评论，只摆事实。《中国居民营养与慢性病状况报告（2015 年）》的数据显示，我国居民膳食营养中蛋白质、脂肪、碳水化合物三大营养素摄入充足，但钙、铁、维生素 A、维生素 D 等部分营养素缺乏依然存在。成人营养不良率为 6.0%，6 岁及以上居民贫血率为 9.7%，其中 6~11 岁儿童和孕妇贫血率分别为 5.0% 和 17.2%。

因此在均衡饮食的基础上，根据自身需要，按照合理的剂量服用复合维生素和矿物质，在预防和治疗营养不良方面就有其价值，因此不要盲目拒绝，但也不要过度依赖，因为目前没有任何一种膳食补充剂可以完全为不良的膳食结构查漏补缺，所以说对于普通人来说，合理膳食、均衡饮食永远是第一位的。

膳食补充剂安全无副作用吗

首先，要强调说明的一点是，膳食补充剂既不是食物，也不是药物，因此它不能代替食物，更不能代替药物，否则可能会出大事。

其次要认识到，任何事物都有好的一面和坏的一面，膳食补充剂也摆脱不了这个定律，它也是有其副作用的。如维生素 K 有促进凝血的作用，有形成血栓的风险；维生素 C、维生素 E 等抗氧化剂会降低肿瘤化疗药物的疗效等。

前面提到营养不良包括营养缺乏、营养失衡以及营养过剩，因此膳食补充剂补充失衡或过剩也不是一件好事，也会带来相应的副作用。如维生素 A 过量可导致头痛、肝脏损害、骨质疏松、出生缺陷；铁过量可导致恶心、呕吐以及肝脏等脏器损害。因此膳食补充剂补充要有依据、讲方法、科学补。

抗氧化补充剂要不要吃

提到抗氧化剂，大家想到的往往是“美容润肤”“抵抗衰老”“避免癌症”等，因此在膳食补充剂的大家族中，抗氧化剂开始粉墨登场，成了“当红明星”。

抗氧化剂大多来源于各种天然食物，也有人工合成的产品。其中，我们最熟悉的有维生素 C、维生素 E，还有各种类胡萝卜素，如 β-胡萝卜素、番茄红素、花青素、虾青素、叶黄素以及硒元素等。

抗氧化剂为啥能这么牛呢？原来身体里有一群号称“自

由基”的“单身汉”，因为没有找到它的“另一半”，整天游手好闲，四处游荡，处处惹是生非、搞点破坏。这时抗氧化剂上场了，为了“安定团结”的大好局面，“牺牲自己”，甘愿做自由基的“另一半”，把自由基稳定下来，不再干坏事。

鉴于此，我们如吃些富含抗氧化剂的水果，就可以帮助舒缓机体的血管内壁，有益人体健康。但是在使用抗氧化剂的临床观察中我们又发现，吸烟者摄入额外的维生素E以及β-胡萝卜素会有更高风险的肺癌发生率，从一定程度上说明癌细胞从抗氧化剂中受益或许更多，由此对癌症患者服用抗氧化剂弊大于利。

或许这也是应了那句古话“生于忧患，死于安乐”，身体内部过于安定，过于安逸也是要出问题的。因此，目前观点认为服用抗氧化补充剂（注意不是天然食物而是补充剂），反而会增加一些癌症的发生率与死亡率。吃含有抗氧化剂的水果可以，吃抗氧化补充剂就需要咨询医生或营养师了。

膳食补充剂到底吃不吃

膳食补充剂的作用是补充膳食供给的失衡或不足，预防营养缺乏和降低发生某些慢性疾病的危险性。适宜于特定人群食用，具有调节机体功能，但不以治疗疾病为目的。

在达不到全面均衡营养的前提下，适当选择一些膳食补充剂或是一种不错的替代选择。万万不能把这个膳食补充剂替代了食物，作为主要的补充营养的方法，而忽视了对健康食物和健康生活方式的选择，这样就是本末倒置，大错特错了。

服用膳食补充剂，请您注意：

1. 在服用膳食补充剂之前请咨询医生或营养师，不要自作主张。

2. 在未征得医生的同意之前，切不可将膳食补充剂直接取代现有的治疗或是在现有药物治疗的基础上擅自加用膳食补充剂。

3. 在服用膳食补充剂时，如需要外科手术治疗前，需咨询医生是否需要停用。

4. 请牢记，天然的并不一定就是安全的。

5. 膳食补充剂中的部分中草药、植物提取物可能会损害肝脏，甚至导致肝衰竭。

6. 服用膳食补充剂前，请问自己几个问题

- 我服用膳食补充剂对我的健康有帮助吗?
- 我服用膳食补充剂对我都有哪些益处呢?
- 这种膳食补充剂可能存在哪些副作用呢?
- 这种膳食补充剂具体应该吃多少剂量呢?
- 应该如何吃? 什么时候吃? 吃多长时间?

揭开“白内障”的虚伪面纱

陶勇 / 首都医科大学附属北京朝阳医院

白内障是老年人最熟悉的一个眼病名词了。很多老年朋友一有视物模糊，觉得看东西难受，就归咎于白内障的原因，而且街坊邻居还经常在茶余饭后聊天的时候给白内障扣上好多帽子：“白内障熟了才能做”“白内障点药就能好”“白内障治完也看不见”……

患者朋友到了眼科门诊，最关心的问题往往都是“大夫，我这个白内障到了该做手术的地步了吗”“大夫，手术疼吗”“大夫，白内障手术风险大吗”。

要回答这些问题，我们先从了解白内障开始。

白内障究竟是怎么回事

我们有一个生活常识，就是鸡蛋清是透明的，但是煮熟了之后就会变成不透明的鸡蛋白，这个就是蛋白质的变性过程。

白内障的发生原理也是类似的，在人体缓慢的老化过程中，原本透明的晶状体蛋白逐渐发生变性，失去透明度，于是屈光间质失去了清晰度，就像照相机的镜头磨花了，没办法照清楚相一样，随着白内障的出现，视力将会下降，视物也将越来越模糊。

白内障患者的视物模糊，是整个视野的，且不伴随疼痛感以及眼红等表现。

白内障的发生是逐渐加重的过程，并非一夜之间完成。正如煮熟的鸡蛋白没法变回鸡蛋清，晶状体由完全透明到混浊，也是不可逆转的，患者就诊时常常说“看不清有好几年了，越来越厉害”。

为什么我长了白内障

常常有老年朋友在知道自己长了白内障之后追问医生“为什么是我长了白内障，而没听说其他人长。”

其实，白内障就像长白头发、皮肤出现皱纹一样，是人体老化的一个现象，只要是50岁以上的老年人，可以说都有白内障，只是程度或轻或重，部位不一，对视力的影响不同而已。

有些患者刚过50岁，视力就很差；有些患者年过七旬，视力还能保持得很好；这些都是人和人之间的差异，但可以肯定的是，他们中的绝大多数人都有白内障。

眼药能治好白内障吗

看着眼前越来越模糊的世界，白内障患者纵然内心万分焦急，却也无能为力，毕竟正如前文所说，白内障造成的视物模糊是不可逆的，想要它自己好转当真绝无可能。

去医院，医生的建议都是手术治疗，想着要在自己的眼睛做手术，一时还真下不了这个决心。有没有不用开刀就能治好白内障的方法呢?

当然有！报纸上、药店里，有着数不清的号称能够“滴一滴”治疗白内障的眼药。然而，真的如广告所宣传的，白内障只需用眼药，就可以避免手术吗?

我可以很负责任地告诉大家，迄今为止，被临床所使用的白内障眼药有不少，例如抗氧化损伤的谷胱甘肽、阻止醌型物质氧化的吡诺克辛等，但没有哪种眼药对白内障有逆转作用。也就是说，这些眼药只能在一定程度上缓解白内障的发展，但无法做到逆转！

想想，临床上使用的处方药尚且如此，那些在药店可以随意购买的标注为“非处方药”的眼药，对白内障究竟能有几许作用呢?

另外，在治疗白内障的眼药里，都含有一定的防腐剂，眼睛长时间地接触这些物质，会使结膜和角膜上皮发生一定的毒性损伤反应，导致干眼症，所以即便是那些对于眼药的治疗效果抱着可有可无态度的患者，也不建议持续使用眼药超过 3 个月。

白内障手术安全吗

相信所有的眼科医生都会告诉白内障患者一个事实，那就是手术是治疗白内障唯一有效的方法。然后即便如此，患者还是会对手术的安全性心存顾虑。

事实上，在眼科诸多手术中，白内障手术可以说是近 30 年来发展最快、操作次数最多的一种，在比较大型的眼科中心，每天都在完成数十台乃至上百台白内障手术。

手术主要是把混浊的晶状体蛋白清除，再置换上透明的人工晶体。手术切口只有 1.5~3.0mm，每台手术的操作时间 5 分钟左右，基本不出血，没有缝线，手术第二天大部分患者都能恢复到不错的视力。

看了这些，您对于白内障手术，还担心吗?

白内障要“熟”了才能做吗

很多人都听过这样的说法，白内障要“熟”了才能做，相信也是因为这种说法的存在，才会使一些患者在刚刚发现白内障，视物还没有特别模糊的时候选择用眼药。这种说法有根据吗?

如果是在三十年前，眼科医生的做法是要等白内障“熟”了，也就是混浊到了比较严重的地步，视力比较差的时候再做手术。这种说法的原因是那时的白内障手术技术还不太成熟，手术效果不敢保证，所以初始条件比较差的情况下做手术，效果会更加明显。

但是现代显微手术技术突飞猛进，和当年已经完全不可同日而语。目前白内障的手术时机很大程度上取决于患者自身对于视觉质量的要求，例如平时用眼就不怎么看比较小的字，那就可以等等再做，而追求高视觉质量的患者，就可以早些就做。

通过这篇文章，我总结了一些和白内障相关的谣言，希望能够帮助到那些正在被白内障困扰的朋友们。

激素，真的停不下来吗

盛晓燕 / 北京大学第一医院

日常生活中，您是否也问过或者听说过以下问题：“大夫，麻烦您帮我看一下，这个药含不含有激素”“我能不能不用激素，我怕一旦吃上就再也不能停了”“这个药含激素，吃了之后会不会长胖啊”“吃含激素药物是不是会得癌症”

作为一名临床药师，在每天的药学门诊咨询中，都会遇到特别多的患者及家属提出此类问题。可以明显感觉出大家对激素的恐惧几乎到了“谈激素色变”的程度，同时，抗拒激素类药物的使用也逐渐演变成了一种常态。

每个人都在心里默默地抗拒着激素，但是，激素真的应该离我们越远越好吗？就这个话题非常值得我们讨论一下。

激素是什么

医学教科书中对于激素的定义是这样的："激素是一种内源性活性物质"，说白了就是我们的身体本身便会产生激素。

要说激素神奇，那真是一点也不夸张，虽然在体内含量极少，但是激素的作用却非常的强大。分泌后可以作用于特异性的器官，发挥特异性的作用，说白了就是它可以指哪打哪，很高效地去改变身体状态。

使用激素安全吗

相信很多人都曾经通过各种渠道听过或者看到过一些人因为使用了激素而身体发胖、骨质疏松，甚至会得上股骨头坏死，使用者内心，对激素是拒绝的。激素真的这样不安全吗？就让我们以最常见的一种激素——糖皮质激素来解释这个问题吧。糖皮质激素也是一种内源性的激素，具有非常强大的抗炎、抗休克的作用，在临床中使用非常广泛。比如大家都知道的哮喘，发作起来是非常危险的，如果不能立即改善症状，患者甚至会因此丧命。此时必须有一种药物，能够在极短的时间内快速抗炎平喘，它就是糖皮质激素。

再比如有“不死的癌症”之称的类风湿关节炎，很多患者都会有关节肿胀、疼痛、畸形的表现，而激素恰恰对类风湿关节炎有很好的效果，能够有效地镇痛消肿，改善关节炎症状。

看到这里，您还会在医生开具激素处方的时候心存抗拒吗？其实，您所担心的使用激素是“杀敌一千自损八百”完全是过度的担心。

激素用上就停不下来吗

“依赖”也是很多人恐惧激素的理由。事实上，大家所谓的“激素依赖”是由激素的特点决定的。

人体就好比一个设计精密的机器，激素的分泌受到指挥官——下丘脑与垂体的调节，这种调节可以使激素水平维持相对稳定。如果因为疾病，患者使用了激素，也就是有外源性的激素进入体内，那么体内的该激素的整体含量就升高了。

在这种情况下，指挥官就会下达命令，减少自身对于这种激素的分泌。在整个服药的过程中，人体一直会接收到“减少体内该种激素分泌”的命令以使体内激素的整体水平维持稳定。

如果服用了一段时间激素后，患者突然停用激素，会出现什么情况呢？外源性的激素突然没有了，指挥官毫不知情，而身体还在遵从指挥官的命令以较用药前少的量分泌激素。

前文已经说过，激素量虽少，作用却非常大。一旦激素水平突然降低，身体自然会出现很多的问题。这就是很多人所说的，“激素一旦使用就停不下来”的原因。

正因为如此，激素的给药和撤药都有非常严格的要求，虽然停药须逐渐减量停用，但可不是永久依赖。

慎用“祖传秘方”

有些不法商贩为了迎合大家恐惧激素的心理，将很多成分不明、剂量不清的“药物”包装成“祖传秘方”卖给患者。他们不仅夸大治疗作用，号称不含激素，而且绝口不提副作用。

在这里提醒大家，一定要谨慎对待所谓的“祖传秘方”，因为很多“秘方”为了达到快速改善症状的目的，不仅会在其中添加激素，而且剂量往往更大。

对于大多数患者，由于不知道“秘方”中激素的存在，往往要承担过量使用激素以及突然停药带来的后果，而患有某些疾病的患者，比如高血压、糖尿病、骨质疏松等的患者，他们擅自使用这些激素甚至会有生命危险。

正如事物都有好坏两面一样，从专业的医学角度来讲，任何药物都有副作用。难道要因为副作用而拒绝用药吗？当然不会，医生会在治疗作用和副作用之间慎重权衡，其中的关键就是掌握好病情的适应证和药物的用量。总之，激素类药物与其他药物一样，并没有可怕之处，取之有道，用之合理，它就可以为我们的健康保驾护航。

小贴士：教你一眼看穿激素药

很多治疗皮肤病的外用药膏中也会含有糖皮质激素，这类药物大都是非处方药，消费者可以随意在药店购买。值得一提的是，药物除了商品名之外，还会有一个通用名，如果药物的通用名或主要成分中含有“松”或“奈德”那么十有八九其中就会含有激素。

对于这些非处方外用制剂，同样要严格按照说明书使用，做到定时，定量，不可超量长期使用。使用时，应该轻轻涂敷一层几乎看不见的薄膜，只涂在病患部位，不应涂于周围健康的皮肤。涂擦的次数应严格按照说明书的要求，并不是越多越好。用药时间较久，涂擦面积较大的患者，也应该逐渐停药，不能突然停药。

关于隐形眼镜，你想知道的都在这里

陈伟伟 / 首都医科大学附属北京同仁医院北京市眼科研究所

为了美观和方便，很多人都会选择隐形眼镜，特别是颜色多样且具有美容效果的彩色隐形眼镜，更是受到爱美人士的追捧。但由于隐形眼镜直接接触眼球，很多人也会担心它的安全性，关于隐形眼镜也有很多流言，在这篇文章中，我们就把常见的关于隐形眼镜的流言梳理一下吧。

流言：越水润的隐形眼镜对眼睛越好

真相：隐形眼镜的含水量是有差别的，一般来说，含水量小于 38% 为低含水镜片，42%~60% 为中含水镜片，大于 60% 为高含水镜片。

选择隐形眼镜，含水量并非是越高越好。这是因为隐形眼镜含水量与镜片软硬度直接相关。含水量越高，镜片越柔软，但也越容易失去水分、脱水，甚至把泪水吸附到镜片中去，导致干眼。建议偶尔佩戴或初戴隐形眼镜者选择高含水量镜片，有眼干等情况的人可以选择含水量较低的镜片。

流言：烧烤时可能导致隐形眼镜熔化致盲

真相：这也是很多人的担心。烧烤的时候，难免会近距离接触热源，这时会不会因为温度过高，导致隐形眼镜熔化呢？如果您的隐形眼镜为正规渠道购买，这种情况是基本不会出现的。正规角膜接触镜的材质并非普通的塑胶，其熔点一般在 160℃左右，人戴上后即使靠近火源，镜片也不可能熔化。

流言：彩色隐形眼镜会掉色，色素会粘在眼睛上

真相：普通隐形眼镜一般由两层胶片组合而成，而彩色隐形眼镜比普通隐形镜片多一道工序，共有三层，中间是专业颜料涂层，业内称为“汉堡式工艺”，这属于规范工艺，利用这种工艺制作的彩色隐形眼镜一般不会掉色。

但不良厂商为了节省成本，很多只用两层胶片，直接在内层镜片上刷上颜料烤干，这种质量低劣的镜片上的颜色能够被擦掉。如果是这样的隐形眼镜，奉劝您千万别戴，因为掉下的颜色会对眼结膜有刺激性，甚至会引发毒性反应，导致角膜上皮出现小面积或大面积的点状上皮剥脱。如果结膜囊中有致病菌，还会造成感染、发炎。此外，由于彩色隐形眼镜添加了染料，透氧性会比同性能的普通隐形眼镜差一些，长时间佩戴会阻碍氧气交换，导致红眼、发痒，甚至引发干眼。建议能用普通隐形眼镜者尽量少用彩色隐形眼镜。

了解了关于隐形眼镜的种种流言之后，我们再来看看，如何正确地选购、使用隐形眼镜。

正确选购隐形眼镜

完善的验配检查、正规的购买渠道：在购买隐形眼镜前，需要到正规的医院和验光机构进行系统检查，包含眼表疾病和屈光度检查两个方面，看您现在的状况是不是适合戴隐形眼镜，并根据个人情况选择适合的镜片。在选购隐形眼镜时，一定要选购正规厂家生产的隐形眼镜。

合理选择镜片类型：通常来说，如配镜者偶尔戴隐形眼镜，或没有条件进行镜片护理，可选择日抛镜片。如经常戴，又想选择更经济一些的镜片，月抛镜片比较适合。

年抛镜片则比较适合眼部状况理想，能很好地进行镜片护理，所处环境也良好的使用者。

定期复查：初戴隐形眼镜的人第一次复查应在配镜 1 周之后，此后每个月都要复查。长期戴隐形眼镜者也要每 3 个月复查一次。

很多戴隐形眼镜的人没有定期复查的意识，在隐形眼镜损坏或过期后随便买副新的，殊不知一些初期的眼疾我们可能察觉不到，而在这期间一直戴隐形眼镜未进行常规复查，错过了最佳治疗时期，可能导致无法挽回的悲剧。

如何正确使用隐形眼镜

如上所述，隐形眼镜有很多种类型，如日抛、周抛、月抛、半年抛、年抛等。从保护眼睛的角度讲，隐形眼镜应该是使用的时间越短，对眼睛的伤害就越小。从眼科医生的角度讲，我们戴眼镜时，最好准备两套，一套是框架眼镜，另外一套是隐形眼镜。平时外出时，戴隐形眼镜；下班、在家休息时则应该戴框架眼镜。

无论什么类型的隐形眼镜，都应该养成每天晚上摘下来，用药水进行冲洗的习惯。每天佩戴一般不能超过 8 小时，千万不能戴隐形眼镜过夜，否则，第二天眼睛就会红肿、疼痛。

正确护理隐形眼镜

镜片不应该放到生理盐水中保存。有些人误认为，把眼镜放到生理食盐水里，能起到杀菌作用。其实不然，镜片在生理盐水里容易滋生细菌，导致眼睛感染。

不同品牌的隐形眼镜护理液不能交互使用。因为它们成分不同，很可能会引起化学反应，伤害镜片。

隐形眼镜不可以长期浸泡在药水中，长时间的浸泡，药水会失去消毒能力，反而容易成为滋生细菌的温床。通常两天要更换一次新的浸泡液，但有些药水可以密闭保存1周，需视药水本身的成分而定。戴隐形眼镜前一定要重新消毒清洗一遍。

戴隐形眼镜前需注意的地方

在戴隐形眼镜前，一定要洗手，双手要在流动的水下，用肥皂仔细地清洗两遍以上。不要用涂抹酒精凝胶或者消毒泡沫来代替肥皂，同时注意不要使用含有润肤成分的洗手液。洗手之后戴隐形眼镜之前，也不要使用任何护肤乳液、护手霜。在摘或戴隐形眼镜的过程中，要格外小心，以免引起眼球和角膜的损伤。

如果需要使用头发定型喷雾，最好在戴隐形眼镜前使用。如果在戴隐形眼镜之后使用头发定型喷雾，需要遮挡眼睛，闭眼。等待几秒，待空气中的喷雾水珠散去后再睁开眼睛。

哪些人不适合戴隐形眼镜

首先，中小学生不要戴隐形眼镜，因为中小学生正处于发育期，眼球视轴尚未定型，过早戴隐形眼镜容易产生生理代谢障碍等副作用；其次，孕妇，青光眼、慢性泪囊炎、结膜炎、角膜溃疡、甲亢等病患以及有过敏症的人也不要戴隐形眼镜。

眼睛长期暴露于污染环境下的人群不宜戴彩色隐形眼镜，比如交警、司机；参加室内外运动也最好不要戴彩色隐形眼镜。

隐形眼镜虽然美观、方便，但如果使用不当，却也隐藏着巨大的健康风险，世界如此美妙，我们要且看且珍惜。

睡前喝牛奶能够助眠吗

李元媛 / 四川大学华西医院

在温馨感人的电视剧里，牛奶是百用不厌的神道具。比如在神韩剧《请回答 1988》中，长期失眠的围棋天才阿泽在棋室里被虐了一天，拖着疲惫的身躯回到家里……镜头一闪，是阿泽爸爸留给他的一小碗牛奶的巨大特写。不用继续往下演，电视机前的观众朋友们就已经眼泪哗哗淌了。

在现实生活中，牛奶是直男们取悦女神的神器。“晚上喝点奶”以压倒性的优势秒杀掉“生病了多喝水”这句让人听了就想砍人的废话！一杯牛奶的关怀，把直男和女神的距离至少拉近了 100 米！

为啥牛奶在传情达意方面如此给力？这是因为江湖上流传着牛奶的传说——它有助眠的神奇功效。

睡前，给爱的人一杯牛奶，如同在说：“我对你的爱，不止在白天，黑夜里，我依然对你百般疼惜”。透过牛奶表达出来的360度无死角的持续存在的爱，我等凡人根本招架不住的啊！

那么问题来了：牛奶真的能助眠吗？毕竟，常识告诉我们：电视剧和直男的人生经验往往都不太靠谱。

好吧，就让李老师带大家科学解密——睡前喝牛奶到底能不能助眠？

说牛奶能助眠，是因为牛奶里面有一种叫做色氨酸的物质。人体无法合成色氨酸，只能从食物中摄取，牛奶恰好就是色氨酸最丰富的食物之一。

色氨酸确实能够帮助睡眠。科学家们在耗子身上做了大量实验，发现：色氨酸被吃下去以后，越过层层屏障，最后到达大脑。它并不能直接影响睡眠，但会促进五羟色胺酸和褪黑素的分泌。这两种物质最近很火，也算是科学界的网红了。尤其是褪黑素——“今年过年不收礼……”里的神奇成分就是它。充足的五羟色胺酸和褪黑素可以改善睡眠质量，让睡眠变得深沉又甜美。

不过这些在耗子身上得到的实验结果，适用于人类吗？再怎么说，我们也没有像对耗子那样，给人喂食色氨酸，然后剖开人脑，测定物质的含量，分析它们和睡眠的关系啊！

不要担心！科学家们通过观察“吃”和“睡”的关系，还是得到了色氨酸可以帮助睡眠的结论，尤其对正常人和轻度睡眠障碍的患者，睡眠改善更明显。而且，吃了色氨酸，人在睡着的时候可以睡得很好，醒的时候仍然很清醒，不会像吃了安眠药那样犯困；晚上吃色氨酸，比白天吃效果好，不但助眠，还能提高注意力和记忆力。

讲道理：色氨酸可以助眠，牛奶里含有色氨酸，所以牛奶可以助眠——这个逻辑看起来没错啊！晚上补充色氨酸效果更好——喝牛奶的时间点也把握得很有科学依据！看上去，这一次，电视剧和直男诚不我欺！

然而，牛奶可以助眠这件事——理论很丰满，现实很骨感！

一到实操环节，它就不是那么回事了！科学家们组织群众聚众喝奶，每人每天晚上来一斤，最后发现：睡眠毫无改善！

想想也是，说色氨酸能助眠的那些实验给人吃的都是纯色氨酸，量基本上都在 1~5g，每 250ml 牛奶里面只含有 97.5mg 色氨酸，要达到实验里的剂量，至少得喝 5~25 斤牛奶，不同工艺制作出来的奶的色氨酸含量还不一样，有的更低。

而且，牛奶里面除了色氨酸，还有很多其他物质，搞不好它们不但不助眠，还要扰人清梦！比如乳糖——一种不是谁都有福消受的“高贵”物质。乳糖的消化吸收需要乳糖酶，如果没有乳糖酶，喝了奶就会拉肚子。大约 87% 的中国儿童乳糖酶活性低，成年以后有的人状况会好转，但是也好不到哪去，所以我们周围有好多一喝奶就拉稀的人。

设想一下，您饱含深情地端出热腾腾的牛奶，拿给一位美丽的姑娘，她一饮而尽，然后整夜打嗝放屁，一泻千里……助眠？基本上是不可能了！爱她还是在害她？怕是都要好好想想了！

好吧，就算您爱的姑娘身体素质过硬，胃肠功能奇佳，对乳糖完全没有害怕的；或者干脆给她吃低乳糖配方奶。为了达到助眠的效果，少说也得喝个几斤！这时，奶里面另一种神奇物质就出来扰眠了——水！请问，如何做到睡前喝那么多液体而整夜不尿尿？频繁尿尿，又怎能睡好觉？

其实也不用讲那么多大道理，举那么多的科学实例。大家的真实感受也能回答“牛奶能不能帮助睡眠”这个问题。在网上也随处可见网友对“牛奶助眠”的质疑，疑惑也大多是：喝了没效；喝了拉稀；喝了尿尿！

所以，现在如果再有人问：睡前喝牛奶能助眠吗？

让我们一起大声回答：“不能！”

不过，也不要因为睡前的那杯牛奶无法立竿见影地改善睡眠，就全盘否定食物对睡眠的作用。通过饮食获取各种营养物质，讲究的是均衡和积少成多。多吃富含色氨酸的食物，合理搭配，慢慢积累，对睡眠还是有促进作用的。多喝牛奶总归不会错！

另外，睡前的那一杯奶，大家还是可以继续送。毕竟，爱也是极好的助眠剂！

酸性体质是百病之源吗

谷传玲 / 首都保健营养美食学会

我们经常听说，“酸性体质是百病之源，体质偏酸的人易得癌症、糖尿病、高血压、脑卒中等疾病，平时要多吃碱性食物或喝碱性水来让体质呈碱性”。以前，在朋友中流传这种说法，说者完全是出于好意，提醒大家要注意健康。可是随着大家对自身健康关注度的提高，开始有商家盯上了这个领域，于是出现了“碱性食品”“碱性水”之类的产品。总之一句话，酸性体质危害大，调成碱性才健康。

这种说法是真的吗？人体是否存在酸碱体质之说？是否需要吃碱性食物来调节体质？

人体是否存在酸性 / 碱性体质

既然我们要探究人体是否存在所谓的“酸性 / 碱性体质”，就要先溯本求源，先搞清楚什么是“酸性 / 碱性体质”。

很遗憾的是，医学中其实并无“酸性/碱性体质”这一概念，因为我们人体的不同部位，酸碱度是不同的，比如唾液的pH为7.1（接近中性），胃液的pH为0.9~1.5（强酸性），小肠液的pH为7.2~7.8（碱性），尿液的pH为6.5（弱酸性），血液的pH为7.35~7.45（弱碱性）。

既然不同部位的酸碱度不同，所以就无法以“酸性”或“碱性”来评估人的体质。也就是说，以“酸性/碱性体质”对人体进行评价，本身是没有科学依据的。

人体在什么状态下最健康

人体不同部位的pH存在着差别，有的偏酸，有的偏碱，有的则接近中性，这些是为了保证不同部位的生理生化反应都能够正常的进行，进而保证人体的健康。

所以说，身体健康，绝不是简单地将体质维持在“酸性”或者“碱性”，而是要保证不同部位的pH维持相对的稳定。那么人体又是通过什么机制调节着不同部位的pH，使它们维持稳定呢？

以血液为例，血液的pH始终的维持在7.35~7.45之间，其变化范围很小，这依赖于人体强大的酸碱调节体系，这个调节机制包括血液的调节、肺的调节、肾的调节、其他组织细胞的调节。其中血液调节体系最为重要，当体内代谢产生的酸性物质增多时，血液调节体系就会向碱性方向调节；当体内代谢产生的碱性物质增多时，血液调节体系就会向酸性方向调节，加之肺、肾的配合调节，会让血液 pH 始终维持在相对稳定的范围内。

“酸性体质是百病之源”说法从何而来

虽然人体的酸碱调节体系非常强大，但是当发生一些疾病时，还是会产生过多的酸或碱，当调节体系对此无能为力时，就会出现酸中毒或碱中毒。以糖尿病患者为例，如果糖尿病患者血糖控制不佳，就很容易引发糖尿病酮症酸中毒；另外严重的腹泻或呕吐也可能引起体内酸碱平衡紊乱，导致酸中毒。

所以说，并不是因为“酸性体质”而引起了各种疾病，而往往是各种疾病导致了酸中毒。这其中疾病是“因”，酸中毒是“果”，而非人们常说的“体质偏酸”是“因”，疾病是“果”。

简而言之一句话，所谓的“酸性体质是百病之源”，其中的“酸性体质”其实指的是酸中毒。

食物能否调节体质的酸碱性

通过上面的分析我们不难看出，对于人体酸碱性影响最大的，其实还是疾病，如果偏要从入口的因素分析，药物对于酸碱性的影响也非常大，但是就食物而言，影响力真的非常小。

那么是不是说，以食物来调节人体酸碱性就一点儿意义也没有呢？这当然也是太绝对了。但是我们必须要明确酸性以及碱性食物的划分标准。酸碱性食物并不是以口感来划分的，正确的划分方法是：如果消化吸收代谢后的产物是硫、磷、氮、氯等呈酸性物质，这样的食物就是酸性食物；如果消化吸收代谢后的产物是钾、钠、钙、镁等碱性物质，这样的食物就是碱性食物。常见的酸性食物有谷物、鱼、肉、蛋，常见的碱性食物有蔬菜、水果。

当人体没有糖尿病、痛风等重大疾病时，自我的酸碱调节体系完全有能力将食物代谢后的酸碱物质和自身生理活动产生的酸碱物质进行自由调节，让体液维持在7.35~7.45这样稳定的弱碱性环境下。

这是酸碱调节体系调节的结果，而不是多吃碱性食物的结果。为了刻意追求莫须有的“碱性体质”而使劲吃蔬菜、水果，少吃甚至不吃粮食、鱼、肉、蛋，会引起严重的营养失衡，这对健康的危害可是实打实的。

所以进食时无须考虑食物的酸碱性，只需考虑营养均衡：首先，食物选择多样，尽量做到每顿饭有谷物，有蔬菜，有富含蛋白质的食物；其次，谷物做到粗细搭配，蔬菜做到一半是深颜色的蔬菜，蛋白做到至少有鱼禽肉蛋奶豆中的一种；最后，量的方面蔬菜量最多，其次是谷物，最少是富含蛋白的食物，这样就是营养均衡的一餐了。

均衡的营养加上适量运动、充足睡眠、戒烟限酒、良好心情，就构成了健康的基石，让健康身体强大的酸碱调节体系去调节酸碱吧，没必要多吃碱性食物来调节，因为这本不是它的活儿。

软骨真的能再生吗

张洪雷 / 深圳云杉名医诊疗中心

人的一生中要面对很多事情，也要认清很多东西。比如，要承认自己的衰老、要面对自己的伤痛；要认清哪些是值得珍惜的，哪些是需要放手的。

当我们真的面对一个不愿意发生的事实时，我们经常会感到茫然，往往这个时候人们渴望“彻底”和“全能”的东西存在，可以一劳永逸地解决自己的问题。

比如当一些喜欢运动的人出现了关节痛，甚至一些人出现了关节炎，总希望寻找一种方式或某种药物能让自己的运动机能得以恢复，并且渴望更快地达到这个要求。正因为有此想法，便给一些商人提供了夸大药效的机会。

比如，氨基葡萄糖就是一种可缓解关节炎症状的效果比较好的药物，是很多效果被夸大的治疗软骨损伤、“彻底恢复”关节功能的“神药”的主要成分，今天我们就要出来揭开有关氨基葡萄糖的“骗局”。

谣言：氨基葡萄糖可促进软骨再生

真相：在人的关节运动中软骨发挥着重要作用。成年人软骨存在于骨的关节面、肋软骨、椎间盘等处。在人体中起到承重负荷，减少关节间骨骼摩擦等重要作用，也就是说当软骨损坏到一定程度时就会骨头磨骨头，产生疼痛。关节炎就是这样形成的。

前文所说的氨基葡萄糖，是软骨基质中合成蛋白聚糖所必需的重要成分，蛋白聚糖可以通过抑制胶原纤维的拉伸力来使关节软骨具有吸收冲击的能力。

简单来说，氨基葡萄糖是合成蛋白聚糖的重要原料，而蛋白聚糖可以让软骨更耐用。

氨基葡萄糖可刺激软骨细胞，抑制可损害关节软骨的酶、激素及某些抗炎药物对软骨细胞的损害，减少损伤细胞的内毒素因子释放。所以在关节炎的演变进程中，补充氨基葡萄糖可起到保护软骨的作用。

在体外实验中，氨基葡萄糖也被证实具有抗氧化作用，能抑制损伤细胞的超氧化物自由基的产生，从而具有抗炎作用，缓解骨关节炎引发的疼痛症状，改善关节功能，延缓骨关节炎的发展。

看到这里，你会不会心中燃起了希望？然而事实总是残酷的，从目前看来，氨基葡萄糖仅对缓解症状、延缓关节炎进展有一定效果，软骨一旦损坏，就无法再生。

可以很肯定地告诉大家，目前在世界范围内还没有一种被证实的能促使软骨再生的药物，很多“功效神奇”的针对运动及关节损伤患者的保健品中都加入了氨基葡萄糖。氨基葡萄糖本是一种常用的临床用药，价格并不高，然而那些经过广告宣传的保健品，虽然其中的主要成分还是氨基葡萄糖，却因为华丽概念的包装而卖上了令人咋舌的高价。

下次如果再看到这样的广告：某位科学家克服重重困难，潜心研究，一朝突破，终于发明了促使软骨再生的技术或药物，让广大的饱受关节炎困扰的中老年群体和因关节不适影响运动的群体就此改变了命运……此时，您只需要会心一笑即可。

谣言：氨基葡萄糖适用于所有类型的关节炎

真相：除一些运动量较大的人群，骨关节炎患者也是应用氨基葡萄糖的主要群体。但对于骨关节炎，氨基葡萄糖的作用与关节炎的严重程度成反比。对于一些软骨剥脱比较严重、软骨损伤位置是关节的负重区及关节力线改变的患者，氨基葡萄糖的作用是明显减弱的，甚至起不到什么效果。所以，氨基葡萄糖适用于所有类型的关节炎的说法是错误的。

当社会进步到今天，很多信息已经对称。只要大家保持客观理性的态度，不要轻易相信奇迹的存在，认清事实就没那么困难，很多谣言也就没有市场，这便是对自己最好的保护。

爬楼梯锻炼下肢力量真的可行吗

刘心 / 北京积水潭医院

在巍峨耸立的群山面前，我们都曾有过类似的感慨——“登上它，征服它”！站立在群山之巅，俯仰于天地之间，那一种气魄，给人以无尽的成就感，想来这也是登山爱好者最幸福的时刻。

诚然，登山运动是一种挑战极限的运动，能为我们带来独一无二的感受。然而，在现实生活中，能够单独抽出足够的时间来准备并最终完成登山运动的机会是很有限的。于是很多朋友充分调动了主观能动性，以爬楼梯作为攀登的训练工作。

最近，也有很多报道指出，爬楼梯可以作为“垂直马拉松”来配合大众群体的健身，就像攀登高山一样来帮助我们锻炼下肢力量，那么，这种方法是否真的科学呢?

首先，我们来了解一下在爬楼梯运动中的一位重要角色——膝关节。构成膝关节的骨骼主要包括股骨、胫骨和髌骨。膝关节表面有关节软骨，周围有关节囊和韧带结构加强稳定，前方有股四头肌作为伸膝力量的主要来源，后方有内收肌、股二头肌等其他肌群。在这样的复杂结构下，膝关节承担着传导下肢力量的重要作用。

在运动中，膝关节是传导力量的杠杆。关节囊韧带为这个杠杆提供了稳定支持，肌肉提供了力量驱动，而最重要的，就是关节软骨。关节软骨直接承受了双方向（自下而上或自上而下）的压力。

在正常的生活活动中，膝关节软骨有足够的自我保护机制，通过关节的润滑作用和自我营养与修复作用，对抗着外界的力量刺激。一旦这样的力量刺激过大，冲击力超过了关节软骨的承受负荷，关节软骨就无法有效地自我修复，很可能出现软骨磨损，产生滑膜炎症，进而出现关节肿胀、疼痛等反应。

一般情况下，膝关节只要能够承受 0.5~1 倍的体重力量，就可以完成我们的正常行走与站立、下蹲。然而，在我们需要让身体上升或者下降的过程中，例如爬山或爬楼梯的动作，最简单的物理学原理——加速度原理告诉我们，这个时候驱动力一定要大于体重，而膝关节的特殊结构，决定了在这个时刻，关节软骨承受的力量可能会达到 3~5 倍体重。如此强大的压力负荷，很有可能会对关节软骨造成伤害，引发关节炎症反应。

那么，是不是说我们就不能进行爬楼梯的活动呢？当然不能一概而论。攀登运动的确是刺激下肢肌肉力量增长的效果较好的方式。但是要掌握好“度”。

对于体重较大而又希望通过运动减肥的朋友，不可首先尝试爬楼梯运动。要首先进行一些必要有氧减脂锻炼，减轻体重负荷。同时进行有针对性的下肢力量训练，比如利用健身器械，做一些入门级别的抗阻力伸膝，增加股四头肌的力量，减小关节可能承受的压力。在这个基础上再进行爬楼梯或类似的练习，安全性就大大提高了。

在攀爬过程中，也要注意时间和强度。过度疲劳的运动，对关节同样会有伤害。以健身为主要目的的朋友，早期的锻炼建议以 20 分钟左右为一组，一次 1~2 组；等到关节能够适应锻炼的强度之后，可以增加到 30 分钟左右一组，一次 2~3 组。

同时，进行任何的锻炼，都要注意劳逸结合，给关节自我放松、自我修复的机会。

综上所述，爬楼梯这种“垂直马拉松”，我们要把它看成高等级的训练方法，要认识到其中可能产生的问题，要认清自身的特点与风险。在充分准备的基础上，更好地享受锻炼的乐趣，避免运动的伤害。

头孢+美酒，是致命的毒药，还是拒酒的托词

张征 / 上海长海医院

“开车不饮酒，饮酒不开车”的观念早已深入人心，酒桌上道声“我是开车来的”已成为婉拒饮酒的充分理由。

现在，酒桌上又出现了另外一种拒绝饮酒的说法“我正在吃头孢”。吃了头孢不能饮酒？头孢+美酒，是致命的毒药，还是拒酒的托词，今天，我们就来分析一下。

酒精的代谢之路

在分析头孢和美酒的问题之前，让我们先来回顾一下酒精在人体内的代谢过程。

无论是白酒、红酒、黄酒或是其他酒类饮品，其主要成分都是乙醇。

乙醇经口进胃，再通过胃肠黏膜吸收入血，绝大多数随血液循环最终到达肝脏。在这里，乙醇先被肝脏里的代

谢酶转化为乙醛，继而变为乙酸，最后变成水和二氧化碳排出体外。

在这个过程中，中间代谢产物——乙醛，具有扩张血管、心跳加速、神经紧张等作用，是引起“醉酒”的重要原因。

评价酒量高低，在很大程度上就是看肝脏对乙醛的处理能力：能将乙醛迅速转化为乙酸者，就能“千杯不醉”；反之，难以代谢乙醛者，往往“逢杯即醉”。

不少人试图通过多喝酒来增长酒量，其实，乙醛代谢的能力完全取决于先天遗传背景，频繁的“酒精考验”并不能让乙醛转化加速，只不过让人体更加熟悉和适应乙醛中毒状态，反而不利于自身健康。

双硫仑反应

通过前面的介绍，我们不难了解到：乙醛浓度过高会引起醉酒症状。

那么，什么样的情况下会出现乙醛蓄积呢?

最容易想到，也是最常见的原因当然是过量饮酒。大量乙醇在短时间内进入血液，造成乙醛浓度随之迅速升高，犹如滂沱大雨诱发山洪暴发。

另一种情况则相对少见，却更具隐蔽性和危害性：虽然饮酒不多，但由于某种外界原因造成乙醛代谢障碍，导致乙醛浓度升高。这就是本文主角——双硫仑反应。

双硫仑本身是一种戒酒药，能够抑制乙醛向乙酸的转化，服药后即使极少量饮酒也会出现面部潮红、头痛头晕、恶心呕吐等不适症状，从而使嗜酒者建立起对酒精的厌恶反射，最终达到戒酒的目的。

但是，我们日常使用的很多药物也和双硫仑具有类似的化学结构，同样会导致乙醛蓄积，诱发中毒反应。

最常见的莫过于大家非常熟悉的头孢类抗生素，如头孢哌酮、头孢曲松、头孢美唑、头孢替安等。

此外，甲硝唑、替硝唑、沙丁胺醇、氯霉素、酮康唑、格列齐特、格列本脲、胰岛素等常用药物也有诱发双硫仑反应的副作用。

双硫仑反应大多发生在饮酒后半小时内，其严重程度与服药剂量、饮用酒量呈正相关。常表现为皮肤潮红、结膜充血、视力模糊、恶心呕吐、头痛头晕、步态不稳、烦躁不安等症状，少数人甚至出现休克、肝损伤、心肌梗死乃至死亡。

症状轻微者可以自行恢复，但对于病情严重者，则需要及时给予催吐、洗胃、利尿、吸氧等治疗，促使症状尽快消失，预防严重后果的发生。

由于这些药物对乙醛代谢的抑制作用是不可逆的，持续时间甚至可能长达数天，因此，建议在用药一周内都不要饮酒，还要避免摄入含酒精成分的药物和食物，如氢化可的松注射液、硝酸甘油注射液、藿香正气水、酒心巧克力等。

对于老年人、幼儿、心脏疾病患者、酒精敏感者等特殊人群，尤其需要重点防范。曾有家长给发热的宝宝服用头孢类抗生素，之后又用酒精棉球为宝宝擦浴退热，微量酒精经皮肤吸收入血，加上头孢药物的双硫仑作用，结果导致宝宝出现头痛、心慌、胸闷、面色潮红等症状。

无意之失最难防

和酒驾一样，双硫仑反应也会给人们的健康及生命安全带来严重威胁。

生活中，大家要像“开车不饮酒”那样，严格遵守“服药不饮酒”的原则。

一旦发现有人饮酒后出现不适症状，特别是当饮酒量与其平时酒量明显不符时，也需要考虑双硫仑反应的可能性，立刻停止饮酒，必要时要及时将不适者送院治疗。毕竟，有心之过易避免，无意之失最难防。

去除甲醛，这些方法有效吗

牛丕业 / 首都医科大学

新家装修完毕，“清除甲醛”往往是入住前的头等大事。什么是甲醛呢？普通人可能把甲醛形容为一种“没有颜色的气味刺鼻的气体”，经历了多年电视、报纸的宣传，也会了解到长时间居住在甲醛超标的房间，可能会诱发严重疾病。

事实上，甲醛是一种无色易溶的刺激性气体，国际癌症研究机构将其列为确定致癌物。甲醛并不是装修材料中用到的化学原料，甲醛是由装修材料胶黏剂中用到的原材料脲醛树脂产生的。正是因为装修材料中的三合板、密度板等在制作过程中需要使用胶黏剂，所以才会有新居甲醛超标的问题出现。

相信你也曾寻找过或试过各种去除甲醛的方法，到底哪种真的有效？

通风能否彻底清除甲醛

既然甲醛是装修必然会产生的，人们通常的做法就是对新装修的房子进行通风散味。那么随之而来的问题就是“开窗通风能否完全清除甲醛？开空调能清除甲醛吗？”

首先可以肯定的是，空气流通有利于甲醛的清除，室外洁净的风，会把室内家居不断释放的甲醛带出室外，最有效地降低室内甲醛和其他污染物的浓度。

但由于甲醛会长时间持续地产生和释放，有的会持续3~15年，所以通常的通风3~6个月并不能彻底清除甲醛。另外，由于室内布局死角等原因，完全依靠开窗通风和空调换气的方式并不能彻底清除甲醛。

加热去甲醛有效吗

甲醛的挥发速度随着温度和湿度的升高而升高，高温条件下进行大量的通风可以降低室内环境中的甲醛浓度。但是温度不宜过高，温度的变化包括加热，可以加速脲醛树脂的老化而产生甲醛，加热并不是有效去除甲醛的方法。

甲醛清除剂是否可以去除甲醛

甲醛清除剂，又称甲醛捕捉剂或甲醛消除剂，是一种能够在一定条件下与甲醛发生化学反应或者能促使甲醛发生化学变化，从而形成稳定且无健康危害的新化学物质，从而减少甲醛释放到室内空气中的一种化学产品。

现有的甲醛清除剂基本可分为三类：

1. 过氧化氢、次氯酸、过硼酸钠等，能将甲醛氧化成甲酸的氧化剂。

2. 尿素、氨基脲等，与原子核基团有亲和力的亲核试剂，这些物质中的亲核基团容易攻击甲醛分子中的羰基，与甲醛发生化学反应。

3. 光催化剂和贵金属催化剂，可以催化甲醛与空气中的氧进行反应，生成二氧化碳和水。

从上面的介绍可以看出，一般的甲醛清除剂是通过一种新的化学物质与甲醛发生化学反应来清除甲醛，容易造成其他污染物的二次污染。甲醛清除剂对于清除甲醛有一定效果，但是要考虑和关注甲醛清除剂的净化速率、净化饱和度和二次污染问题。

绿色植物能否消除甲醛

有学者研究了绿萝、金边虎尾兰、常春藤、吊兰、多肉植物等，这些植物可以吸收和分解一些甲醛，但是对于污染浓度大的装修型甲醛，吸收能力非常有限。如要靠这些绿色盆栽来消除房间内超标的甲醛，需要摆放大量的植物并提供持续光照才能起到一定效果。

活性炭可以去除甲醛吗

活性炭的结构特点是孔隙多，对甲醛具有较强的吸附作用，同时对其他有害气体也具有吸附作用。但是，被捕捉在活性炭里的甲醛，在温度升高时会释放出来，所以室内甲醛含量较高时使用活性炭需要定期更换。

水果皮、茶制品、食醋能去除甲醛吗

使用水果皮（菠萝、柚子、橘子等）来吸收空气中甲醛的民间“偏方”，也是利用了菠萝皮、柚子皮和橘子皮本身比表面积大的特殊结构。此外，棉花、羊毛毡、纤维衣物等多孔物质同样对甲醛具有一定的吸附效果。但使用吸附方法清除空气中甲醛耗时较长，仅对密闭环境中的甲醛清除效果较为明显。

包括食醋在内的甲醛消除的民间“偏方”，其实没有任何吸收分解甲醛的效果，而且水果皮和食醋还会遮盖甲醛的气味，放松对甲醛毒性的警惕。

闻不到甲醛的味道，对人体就没有危害

首先，新装修的房子里如果有刺激性气味的气体，不一定都是甲醛引起的，也可能是别的挥发性有机气体。此外，人对甲醛的嗅觉阈值是有差异的，不能通过嗅觉来判断室内甲醛是否超标以及是否有危害。儿童、老年人和某些疾病状态的人群对甲醛的耐受度与一般成人相比还较低。我国室内甲醛浓度国家标准为≤0.08mg/m^3，也就是说甲醛浓度低于 0.08mg/m^3 时对于正常成人而言一般是没有健康危害的。

既然甲醛在新家装修中不可避免，那么我们需要做的就是想办法降低甲醛浓度。选择环保建材可以在很大程度减少甲醛的产生，这是最根本的措施。

新装修后的房屋自然通风 3~6 个月，一方面可以降低甲醛的浓度，另一方面可以降低其他有害的挥发性有机气体。

在采取以上措施后，使用活性炭、室内摆放绿植有利于少量甲醛的吸附和吸收。尽可能地避免使用可以产生新气味的物质，如食醋来消除甲醛。

血脂正常后应该及时停服降脂药吗

李侨 / 四川大学华西医院

随着生活水平的提高，我们除了吃得好以外，开始越来越关注“吃得好”所带来的健康问题。于是乎血脂问题成了大家茶余饭后非常关心的问题，老朋友见面除了问问收入高不高以外，往往会拍拍对方大腹便便的肚子问问：“老李，你血脂高不高啊！”

目前血脂与用药是一个热门的话题，但也颇有争议，各种关于血脂的报道、争论，看得我们眼花缭乱，再掺杂着小道消息、虚假广告铺天盖地地扰乱视听，更是让我们没有了抓拿。

今天我们就在这里谈一谈关于血脂的一个重要话题——化验血脂结果正常是否需要服药?

如果你有这样一个问题，说明你至少做了血脂化验，并且属于以下某一类人群：

1. 很关注自己的健康。
2. 因为合并一些基础疾病正在长期服用降脂药物。
3. 做其他检查时发现血管粥样硬化等相关的问题。
4. 别的医生说你心血管有问题，让你咨询专科医生。
5. 隔壁老王说你有健康问题，让你咨询专科医生。

关注血脂，我们究竟该关注什么

首先来看一看你手上的化验报告，血脂筛查通常有以下四项结果：总胆固醇（TC）；高密度脂蛋白（HDL-C）；低密度脂蛋白（LDL-C）；甘油三酯（TG）。前三项是我们关注的重点，其中，我们把 HDL-C 称为“好”胆固醇；把 LDL-C 称为“坏”胆固醇，至于原因，我们会在后文告诉您。

胆固醇其实在我们人体内是非常重要的成分，以自身合成为主，食物补充为辅。说简单点，如果没有胆固醇，我们就无法生存。读到这里，相信很多人会生出一个疑问——既然胆固醇如此重要，为何又会成为健康的杀手呢，胆固醇又为什么会导致严重的诸如动脉粥样硬化这样可怕的问题呢?

我们都知道过犹不及的道理。打个比方，我们刚出生的时候，血管就像刚铺好的一条公路，油光水滑，平坦通畅。随着年龄的增大，这条路况极佳的道路也会开始老化，再加上有的道路还有重车的辗压（不同的人所具有的危险因素不同，如吸烟、糖尿病、高血压、肥胖等危险因素的慢性侵蚀以及其他损害血管疾病的破坏，都是造成血管被“辗压”的原因），这条路开始出现局部开裂、塌陷、渗漏。这个时候，多余的胆固醇就会渗入到这些局部的缺陷当中，进一步导致路面的起伏不平（形成斑块）。路况差了，路上本来飞驰的车流（血流）就会变慢，甚至堵塞，从而导致严重的交通（血管）问题。如果这些血管是重要脏器的供应血管，那这些脏器将出现严重的缺血和细胞坏死，比如致命的心肌梗死、脑梗死，致残的肢体栓塞等。

如果你读懂了上面这个比喻，那也就能初步了解我们应该如何预防动脉粥样硬化，以及为什么要控制血脂。至于为什么胆固醇也要分好坏，是因为高密度脂蛋白（HDL-C）可以把多余的胆固醇从心血管中转移到肝脏进行处理；而低密度脂蛋白（LDL-C）则正好相反，是将胆固醇从肝脏转移至心血管。

胆固醇检查结果正常，是不是真的可以不用药物呢？

我们应该如何评估自己是否需要服用降脂药物呢？

回过头来看这三项胆固醇相关的化验结果：

如果这三项检查结果的后面都没有向上的箭头，说明胆固醇检查结果是正常的。

如果高密度脂蛋白（HDL-C）后面有向上的箭头，而低密度脂蛋白（LDL-C）后面有向下的箭头，总胆固醇（TC）后面没有箭头，说明胆固醇检查结果也是正常的，而且是“好”胆固醇高（HDL-C），“坏”胆固醇低（LDL-C）的大好局面。

那么问题来了，胆固醇检查结果正常，是不是真的可以不用药物呢？

当然不是！事实上，血脂检验报告单上的正常参考值，只是针对大众的一种“一刀切”的评价参考值，但具体到某个人，因为年龄不同，基础情况不同，血脂的目标值也是不同的。

很多人即便检查报告显示检查结果均在正常范围，但是血脂依然是不达标的。这种情况下，自然也是应该使用降脂药。

如果是正常人，没有其他基础疾病，如果血脂检查结果正常，就不需要服用降脂药。

如果患者存在心血管疾病，而且属于其中的高危人群，即便血脂检查结果正常，很可能血脂也是不达标的，需要服用降脂药。

总而言之，危险程度越高的患者，血脂的控制标准就要越严格。

简单来说，我们说控制血脂，其实更为关注的是低密度脂蛋白（LDL-C）水平。我们可以把人群个体化地分为以下几类，每一类人群有各自的推荐治疗方式和 LDL-C 控制目标，大家对号入座吧。

危险分级判断依据
1. 曾经发生过心肌梗死 2. 急性心肌梗死或不稳定型心绞痛 3. 曾经经历过冠状动脉或其他动脉血运重建手术 4. 曾经发生过卒中和短暂性脑缺血发作 5. 冠状动脉造影发现显著粥样硬化斑块 6. 糖尿病合并肾损害 / 眼底损害 / 周围神经损害等靶器官损害，或合并吸烟 / 高血压 / 高脂血症 / 肥胖等危险因素 7. 重度慢性肾病［GFR<30ml/（min · 1.73m^2）］
1. 胆固醇 >8.0mmol/L 2. 血压 >180/110mmHg 3. 患有糖尿病，但暂未合并靶器官损害或其他危险因素 4. 中度慢性肾病［GFR 30~59ml/（min · 1.73m^2）］ 5. 高血压（140~159/90~99mmHg），合并吸烟；胆固醇升高；体重指数≥28；年龄因素（男性 >45 岁，女性 >55 岁）中的任意三项 6. 高血压（160~179/100~109mmHg），合并年龄因素（男性 >45 岁，女性 >55 岁）；吸烟；胆固醇升高；体重指数≥28 中的任意两项
1. 高血压（140~159/90~99mmHg） 2. 吸烟 3. 胆固醇 <8.0mmol/L，但大于正常 4. 轻度慢性肾病［GFR>60ml/（min · 1.73m^2）］ 5. 男性 >45 岁，女性 >55 岁 6. 体重指数≥28
1. 无上述危险因素 2. 胆固醇 <8.0mmol/L，但大于正常，无上述危险因素

续表

危险分级	推荐治疗方式 （均需要改善生活方式）	LDL-C 控制目标
极高危：满足上页 1~7 判断依据中的任意一条	LDL-C<1.8mmol/L，控制不佳，使用药物 LDL-C>1.8mmol/L，药物治疗	LDL-C<1.8mmol/L 或降至基础值的 50%
高危：满足上页 1~6 判断依据中的任意一条	LDL-C<1.8mmol/L，无须干预 1.8mmol/L<LDL-C<2.6mmol/L，控制不佳，使用药物 LDL-C>2.6mmol/L，药物治疗	LDL-C<2.6mmol/L 或降至基础值的 50%
中危：满足上页 1~6 判断依据中的任意两条	LDL-C<2.6mmol/L，无须干预 LDL-C>2.6mmol/L，控制不佳，使用药物	LDL-C<3.0mmol/L
低危：满足上页 1~2 判断依据中的任意一条	LDL-C<4.9mmol/L，无须干预 LDL-C>4.9mmol/L，控制不佳，使用药物	LDL-C 正常

在使用以上表格进行评估的时候，我们应该首先梳理出自己的性别及年龄、体重指数、是否吸烟、是否有高血压及血压水平，是否有糖尿病、慢性肾病、心肌梗死病史、脑卒中病史等信息，再结合血脂化验结果综合分析。

另外要特别说明的是，高血压是指被医院确诊为高血压，其血压值是指未经治疗时多次测量的血压水平；提示慢性肾病严重程度的 GFR 值可以在医院化验肾功能时加查。

如何对号入座，举个例子：如果检查者是一位 60 岁的大婶儿，有高血压，初次诊断高血压的时候多次测量血压在 170/90mmHg 左右，没有慢性肾病、糖尿病、心肌梗死病史，体重指数正常，不吸烟。初次血脂化验显示总固醇（TC）6.6mmol/L，低密度脂蛋白（LDL-C）4.4mmol/L。

我们可以通过上述表格梳理出这位检查者的几点判断依据，包括：60 岁女性；患有高血压，初次诊断血压范围在 160~179/90~99mmHg；胆固醇升高，但小于 8mmol/L。

对照上表，这位检查者属于“高危”类型，结合她的

LDL-C 是 4.4mmol/L，所以应该选择的治疗方式是改善生活方式，同时服用药物治疗。

可见，化验报告正常并不代表血脂水平就一定是“达标的”，针对这位检查者，LDL-C 个体化的控制目标是 2.6mmol/L 以下，而不是满足于血脂复查化验报告单上没有箭头就行，当然还应该同时注意治疗高血压。

仔细看懂上面这张表，我相信绝大多数人都能了解自己的血脂到底应该控制在什么范围，该不该服药，自己心里应该先有个谱。

长期涂口红中毒或致癌，到底是真是假

尹志强 涂洁 / 江苏省人民医院

“在找工作时，用口红的女孩子比不用的有更多的机会。”自从 1930 年伊丽莎白·雅顿的这句话说出口后，口红就在全世界惊人地流行，成为爱美女性的必备品之一。口红的种类林林总总，但在爱口红的女人心中，拥有多少口红也不嫌多。

近来，随着越来越多的含有致癌物质的食物、药物、化妆品被一一揭露，口红拥有如此高调艳丽的色彩，自然也容易成为被挖掘的对象。已有一些健康类的新闻、杂志谈及口红致癌的话题，引起口红使用者和生产者共同的焦虑和恐慌。

当我们问一种食品、一种药物安不安全的时候，要从其成分和含量来判断其安全性，口红也是如此。口红的基本成分为油脂、蜡质、有机染料、香料等。除此之外，口红中还可能含有铅等重金属、抗氧化剂丁基羟基茴香醚（BHA）、邻苯二甲酸丁苄酯（增加口红的光泽度）。口红的制造和投放都应在以上所有成分和含量符合国家规定的前提下进行。

长期涂抹口红会导致铅中毒吗

有不少人认为化妆品里都含有铅，长期使用会导致铅中毒。其实，厂家不会刻意往口红中添加含铅物质，最可能导致口红中含铅的原因是口红原材料纯度不高，比如有机染料二氧化钛等矿物成分中含有微量铅\镉等重金属。口红是否含铅往往不会标明在成分表中，所以消费者并不知道自己买的口红中含不含铅。

铅具有蓄积性，长期食入会导致慢性铅中毒，表现为贫血、腹痛、慢性肾衰竭及脑神经病变，还与不孕和致畸流产有关。

血铅量≥2.9μmol/L（600μg/L）是诊断轻度铅中毒的条件之一，正常成人平均血量按4500ml算，轻度铅中毒时血液中总含铅量为2.7mg。美国食品药品监督管理局（FDA）规定糖果的含铅标准为0.1ppm（相当于每千克中含有 1mg），一支质量符合 FDA 标准的口红（5g 左右）中含铅 0.0005mg。

假设把涂抹的整支口红都吃掉，而吃掉的口红全都能被吸收入血，也要吃 5400 支口红才有可能导致轻度铅中毒。按一支口红最少可以用 2 个月计算，也要吃 10 800 个月（900 年）！所以，口红导致铅中毒的恐慌是不是瞬间消失?

尽管长期涂抹口红几乎不可能导致铅中毒，但在不确定是否含铅的情况下，为了减少铅在体内的蓄积量，还是尽量不要把涂抹的口红吃到肚子里，尤其是青少年和儿童，应尽量少涂口红，孕妇更应谨慎使用。

经常涂口红会不会致癌呢

防腐剂、抗氧化剂丁基羟基茴香醚（BHA）已被证明为致癌物质。美国科学家认为，邻苯二甲酸丁苄酯经食入吸收后会聚积在人体脂肪组织中，有增加乳腺癌的风险。欧洲国家已禁止在供出牙期婴儿咬的橡皮环和婴儿奶嘴中添加这种物质。

如果本身对口红中的油脂、燃料或香料过敏，会有嘴唇干裂、灼烧、脱皮等表现，也就是我们俗称的“口红病”。如果这种现象反复发生多年，的确会增加唇部患癌的可能性。

口红在经过日光照射后，会产生致癌物质吗

大多数口红产品中染料的含量已远远超过食物所允许的含量，口红中的有机染料，在紫外线照射下吸收能量，可能转变为突变原，损伤细胞内的脱氧核糖核酸，使细胞发生突变，是唇癌发生的可疑原因。但迄今为止，尚未有关于口红明确致癌的实例报道。

雾霾天气可以涂口红吗

口红中的油脂(最常见的是羊毛脂)具有很强的吸附性，在保护唇部水分丢失和促使染色均匀的同时，也极易吸附空气中飘浮的粉尘、细菌、病毒和一些金属离子，其中的有害物质在口唇黏膜上经过唾液的溶解，会在饮食、喝水、谈话时趁机进入口腔，损害健康。

可是，平日习惯涂口红的女性，如果在雾霾天突然唇色黯淡地出席各种场合，心理上一定难以接受。这个时候可以在涂完口红走入室外环境时，戴上口罩，既能减少雾霾吸入，摘下口罩又不影响唇色靓丽。

在吃饭或喝水前，是否要将口红卸去呢

见过很多涂了口红的女性在吃饭的时候会很注意咬食物的动作：把嘴唇翘起来，尽量只让牙齿接触食物，以免将唇膏吃掉影响健康，但在餐后往往还是会去洗手间补个口红。所以吃饭时是很容易把口红吃进肚子里的。

如果可以，尽可能地卸去口红再吃饭。如果涂抹的口红很明确地标注其成分安全可食用，或者口红的防脱落性能超强，需要用特定的卸妆液才能卸去，吃饭也不会掉，则不必在每次吃饭前都卸去口红（可是这样的口红也不多吧）；如果进餐前，唇部经过了一番暴晒，那不妨直接卸去；如果是喝水，可以尽量使用吸管。所有的目的都是为了在健康和美丽之间取得平衡。

小贴士：使用口红的几点建议

1. 尽量购买大厂商生产的口红。

2. 挑选口红时，如果口红的香味过于浓烈，除非添加食用香精，否则可能是为了掩盖油臭味而加用了香料。

3. 卸妆一定要彻底，可以在涂口红之前先在唇部涂一层凡士林或者润唇膏，这样就能避免口红与唇部的直接接触，可以减少口红中的色素沉积在唇部黏膜上，也可以减

轻卸去口红时对唇部的刺激。

4. 若是雾霾天涂抹口红，出门记得戴口罩，不需要口红妆容时尽早卸去。

对于口红致癌一说，广大爱美女性无须过度恐慌，只要我们正确地选择和使用口红，就可以一直健康地美下去！

头皮养护误区，你中了几个

杨顶权 / 中日友好医院

在这个拼颜值的时代，每个人都格外注重自己的个人形象，白皙的皮肤和乌黑的头发是国人健康美丽的标准。人们都渴望拥有一头浓密黑亮的头发，而不断后退的发际线只会给人带来一种未老先衰的感觉。

当你被头油、头屑、脱发等问题困扰时，最先想到的解决办法是什么？是去理发店做个头皮养护，还是更换洗护产品；是采用生姜、啤酒、何首乌等民间偏方，还是寻求专业医生的帮助？关于头皮养护的误区，你到底中了几个？

头皮养护真的可以治疗脱发吗

首先，没有专业医学知识的美发店店员是无从判断你的头皮问题是由什么原因引起的。他们只是通过观察消费者头发的稀疏程度、出油情况、有无头屑，利用消费者想要解决自身头皮问题的心态，借助一些医学概念，达到推广自身产品的目的。

其次，我们不知道美发店的洗护产品来自何方，更无从检测产品的质量。但不可否认的是，任何洗护产品都能起到最基本的清洁作用。就好比你用清水洗头，也能让头发变得干净许多。所以，使用头皮养护产品可以去除头皮上的油脂，达到清洁的效果，但是未必能达到良好的止脱或是生发的目的。毕竟洗护产品不能代替药物，对于严重脱发的患者，应在医生的帮助下，通过临床分析、皮肤镜检测、血液化验或病理检查等手段找到脱发的原因，配合口服和外用一些促进生发、抗炎止痒、调节免疫力、抑制真菌的药物来达到治疗的目的。

所以，头皮养护防脱是卖家利用医学概念炒作产品和服务的手段与噱头，而非你用来防脱生发的首选。

无硅油的洗发水去屑效果更强吗

其实，硅油本身并没有去屑作用，但硅油有一定的润滑性，添加硅油的洗发水可以使头发更加柔顺，头屑更容易随硅油一同清洗下来，但这并不意味着添加硅油的洗发水更好。无硅油洗发水可能对于头皮毛囊堵塞的情况有一定缓解作用，但对头发本身的影响不大。

真正能够起到去屑作用的是吡啶硫酮锌（ZPT），它具有抗细菌和抗真菌的作用，是去屑洗发水中的主要成分之一。所以，有无硅油对头皮的影响并不大，只是商家打的一手概念牌。毕竟，你懂得，无硅油的洗发水卖得贵嘛！

生姜敷头可生发吗

生姜中含有一种叫做姜黄素的脂溶性物质，具有抗炎、抗氧化和抗微生物等作用，对于治疗斑秃和脂溢性脱发有一定疗效。我们的毛囊能分泌油脂，这些脂溶性成分可以通过毛囊吸收，所以直接将生姜汁擦在头皮上确实可以促进头发生长，但治疗效果不会特别好，见效也不快。

我们知道生姜是辛辣刺激的，对于头皮耐受能力较差的人来说，高浓度的生姜反而会对头皮产生刺激，从而引发接触性皮炎，甚至加重脱发，所以生姜并非适合所有人。

淘米水和啤酒洗头更润泽吗

我们的头皮好比土地，毛发相当于庄稼。土地肥沃，庄稼才能长得旺。头皮喜欢弱酸性的环境，当我们用弱酸性水洗头时，头皮和头发可以获得适宜的环境，头皮更健康，对头发生长也更为有利。

过去的人经常用淘米水洗头，是因为淘米水发酵后会呈弱酸性，且会产生大量氨基酸，同时含有一些维生素和矿物质，从而滋养头发。但是，淘米水发酵过程复杂，发酵后又酸又臭，难以让人接受。啤酒就不同了，啤酒是通过工业发酵而成，味道更好，并且啤酒中含有大量的氨基酸和 B 族维生素，可以对头皮起到滋养作用。

小贴士：正确的洗头方法

1. 使用正确的洗护产品　头皮喜欢弱酸性的环境，所以绝对不能用碱性的制剂去洗头，如肥皂和洗衣粉。一般应选用中性或中性偏弱酸性的洗发水。对于头皮存在问题的患者，如雄激素性秃发，可以应用含有控油、抑菌、抗炎和促进头发生长功效的洗发水，从而达到防治作用。

2. 水温控制　水温一般控制在 40℃左右比较合适，水温过高可能会伤及头皮，过低去油和去屑的功能会下降。

3. 搓揉方法　因为大部分女生指甲都比较长，所以要特别注意绝不能用指甲抓挠，会对头皮和头发造成双重损伤。搓揉的时候应当用指腹对头发进行螺旋样摩擦，达到清洁头皮、改善头皮微循环和保护头发的目的。

4. 洗头的频次 根据季节变化，调整洗头频率。夏天出汗多，头皮微生物多，盐分较大，所以可一天一洗。冬天因为温度降低，头皮血管收缩，皮脂腺和汗腺分泌下降，油脂和皮屑分泌变少，可以适当减少洗头次数，保证一周洗头 2~3 次即可。当然，洗头还是要看个人情况，若感到头发油腻或头皮瘙痒，那么就应该洗头了。

5. 洗头后自然干最好，用吹风机只是能够起到快速烘干的效果。但是使用吹风机的时候要注意，吹风机出风口和头发应保持适当距离，太近会导致发内水分快速蒸发，破坏头发的正常结构。另外，头发本身含有大量蛋白质，过热会导致蛋白质变性，对头发造成伤害。

老年人每天服用阿司匹林可以预防冠心病吗

李侨 / 四川大学华西医院

心血管疾病是严重威胁我国居民健康的重大公共卫生问题，2013 年我国的调查就明确了心血管病死亡是我国城乡居民总死亡原因的首位！在导致死亡、致残、生活质量下降的心血管疾病中，冠心病占了很大的比重。

众所周知，阿司匹林是冠心病预防、治疗中非常重要的药物。就如本文题目所言，有些老年人认为只要年龄大了，就应该常规使用阿司匹林以预防冠心病的发生。

那么是不是真的应该这样做呢？现在我就来为大家说道说道，预防冠心病，应该如何使用阿司匹林。

认识一下阿司匹林

首先我们要明确一个观点，那就是如果不了解一个药物就草率地服用，那并非是具有神农尝百草的精神，而是对自己健康的不负责任。阿司匹林是不是该被常规使用以预防冠心病，我们应该先从认识它开始。

阿司匹林诞生于 1853 年，那时它还只是一个“毛孩子”，父母给它取名为乙酰水杨酸。后来它选择了医学，在阿图尔・艾兴格林和费利克斯・霍夫曼教授的指导下学成毕业， 46 岁的时候它正式改名为阿司匹林，并被德莱塞介绍到了医院工作。最初它的工作主要是治疗感冒、发热、头痛、关节炎等，就像它今天的许多“同事”（比如为大家所熟知的布洛芬、扑炎痛）一样从事着解热、镇痛、抗炎的工作。

1958 年，105 岁的阿司匹林第一次来到中国。在漫长的“职业”生涯中，全世界的医生都发现它更擅长的是抗血小板治疗，并在这一领域有着杰出的贡献。于是在它正式行医 81 年的时候，阿司匹林被美国食品与药品监督管理局（FDA）授予了“脑卒中与短暂性脑缺血发作二级预防先锋”的称号，在行医 97 年后，美国 FDA 再次推荐它成为“预防心脏事件的杰出贡献者”。

所有人服用阿司匹林都能预防冠心病吗

从阿司匹林的故事当中，我们可以很清楚地看出它在预防冠心病方面确实有极大的作用，这在全球关于阿司匹林的研究中也是证据最为充分的。

所以我们首先要明确的是，阿司匹林主要用于冠心病及相关心血管事件的预防，并非针对所有非心脏疾病患者和一般人群。也就是说，只有明确诊断为冠心病或者外周动脉粥样硬化斑块明显的患者才需要服用阿司匹林。

服用阿司匹林需要注意什么

预防性使用或者明确上述疾病的患者为预防心肌梗死、外周动脉血栓，应该终身服用阿司匹林。如果使用阿司匹林肠溶片，推荐剂量为 100mg，每日 1 次，饭前服用；如果使用普通非肠溶剂型的阿司匹林，推荐剂量为 100mg，每日 1 次，饭后服用。

在这里，我要提醒各位朋友，任何药物都有副作用，阿司匹林也不例外。在使用阿司匹林的过程中，尤其需要重视与长期使用阿司匹林有关的胃黏膜损伤、胃溃疡及胃出血问题。

已经明确有血小板降低或功能障碍、消化道溃疡、发生一般性出血的患者应该慎用阿司匹林，如果必须要使用，也需在医生的指导下调整药物剂量或换用其他药物。正在发生消化道出血、其他重要脏器大出血、阿司匹林过敏或诱发哮喘者应该禁用阿司匹林。

长期使用阿司匹林的朋友，需要定期监测血常规、大便隐血，必要的时候还可以做胃镜检查，以便监测是否存在胃黏膜损伤、胃溃疡及胃出血等问题的发生。

您能通过服用阿司匹林获益吗

既然阿司匹林预防冠心病的作用并非针对所有人群，那么究竟哪类人群能够通过服用阿司匹林而受益，我们应该如何识别出这类人群呢?

这就需要借助于一个评分工具来评估个体 10 年心血管疾病发生的风险率。根据现有的国内外指南，如果该风险率计算大于 10%，那么就属于在 10 年内可能发生冠心病的高危人群，目前普遍推荐这类人群使用阿司匹林预防冠心病。

我们可以使用这个评分工具来计算自己的风险得分。在使用该评分工具前，需要获取的信息包括：性别、年龄、血脂化验报告［需含有总胆固醇（TC）、低密度脂蛋白（LDL-C）、高密度脂蛋白（HDL-C）］、血压、是否有糖尿病和吸烟史。

10 年心血管疾病发生风险率评分（男性）

<table>
<tr><th colspan="2">年龄（岁）</th><th>得分</th></tr>
<tr><td colspan="2">30~34</td><td>-1</td></tr>
<tr><td colspan="2">35~39</td><td>0</td></tr>
<tr><td colspan="2">40~44</td><td>1</td></tr>
<tr><td colspan="2">45~49</td><td>2</td></tr>
<tr><td colspan="2">50~54</td><td>3</td></tr>
<tr><td colspan="2">55~59</td><td>4</td></tr>
<tr><td colspan="2">60~64</td><td>5</td></tr>
<tr><td colspan="2">65~69</td><td>6</td></tr>
<tr><td colspan="2">70~74</td><td>7</td></tr>
<tr><th colspan="2">低密度脂蛋白（LDL-C）或总胆固醇（TC）（二选一）</th><th rowspan="2">得分（取最高分）</th></tr>
<tr><th>LDL-C（mmol/L）</th><th>TC（mmol/L）</th></tr>
<tr><td><2.6</td><td><4.1</td><td>-3</td></tr>
<tr><td>2.6~4.0</td><td>4.1~5.2</td><td>0</td></tr>
<tr><td>4.0~4.9</td><td>5.2~6.2</td><td>1</td></tr>
<tr><td>>4.9</td><td>6.2~7.2</td><td>2</td></tr>
<tr><td>——</td><td>>7.2</td><td>3</td></tr>
</table>

<table>
<tr><th colspan="2">高密度脂蛋白（HDL-C）（mmol/L）</th><th>得分</th></tr>
<tr><td colspan="2">>1.56</td><td>-2</td></tr>
<tr><td colspan="2">1.17~1.55</td><td>0</td></tr>
<tr><td colspan="2">0.91~1.16</td><td>1</td></tr>
<tr><td colspan="2"><0.9</td><td>2</td></tr>
<tr><th colspan="2">血压（初次诊断时的平均血压，收缩压或舒张压）</th><th rowspan="2">得分（取最高分）</th></tr>
<tr><th>收缩压（mmHg）</th><th>舒张压（mmHg）</th></tr>
<tr><td><130</td><td><85</td><td>0</td></tr>
<tr><td>130~139</td><td>85~89</td><td>1</td></tr>
<tr><td>140~159</td><td>90~99</td><td>2</td></tr>
<tr><td>≥160</td><td>≥100</td><td>3</td></tr>
<tr><th colspan="2">糖尿病</th><th>得分</th></tr>
<tr><td colspan="2">无</td><td>0</td></tr>
<tr><td colspan="2">有</td><td>2</td></tr>
<tr><th colspan="2">吸烟</th><th>得分</th></tr>
<tr><td colspan="2">无</td><td>0</td></tr>
<tr><td colspan="2">有</td><td>2</td></tr>
<tr><th colspan="2">计算总得分</th><td></td></tr>
<tr><th colspan="3">如果总得分≥6 分，10 年冠心病风险 >10%</th></tr>
</table>

10 年心血管疾病发生风险率评分（女性）

<table>
<tr><th colspan="2">年龄（岁）</th><th>得分</th></tr>
<tr><td colspan="2">30~34</td><td>−9</td></tr>
<tr><td colspan="2">35~39</td><td>−4</td></tr>
<tr><td colspan="2">40~44</td><td>0</td></tr>
<tr><td colspan="2">45~49</td><td>3</td></tr>
<tr><td colspan="2">50~54</td><td>6</td></tr>
<tr><td colspan="2">55~59</td><td>7</td></tr>
<tr><td colspan="2">60~74</td><td>8</td></tr>
<tr><th colspan="2">低密度脂蛋白（LDL-C）或总胆固醇（TC）（二选一）</th><th rowspan="2">得分（取最高分）</th></tr>
<tr><th>LDL-C（mmol/L）</th><th>TC（mmol/L）</th></tr>
<tr><td><2.6</td><td><4.1</td><td>−2</td></tr>
<tr><td>2.6~4.1</td><td>4.1~5.2</td><td>0</td></tr>
<tr><td>——</td><td>5.2~7.2</td><td>1</td></tr>
<tr><td>>4.1</td><td>——</td><td>2</td></tr>
<tr><td>——</td><td>>7.2</td><td>3</td></tr>
</table>

高密度脂蛋白（HDL-C）（mmol/L）		得分
>1.56		-2
1.30~1.55		0
1.17~1.29		1
0.91~1.16		2
<0.9		5
血压（初次诊断时的平均血压，收缩压或舒张压）		**得分（取最高分）**
收缩压（mmHg）	**舒张压（mmHg）**	
<120	<80	-3
120~139	80~89	0
140~159	90~99	2
≥160	≥100	3
糖尿病		**得分**
无		0
有		4
吸烟		**得分**
无		0
有		2
计算总得分		
如果总得分≥10 分，10 年冠心病风险 >10%		

举一个例子来指导大家使用此表格计算。

假如检测者为一位 68 岁的男性；胆固醇检查结果是：TC 4.0mmol/L，LDL-C 2.2mmol/L，HDL-C 1.3mmol/L；没有高血压，平时血压平均在 130/70mmHg；没有糖尿病，不吸烟。

使用男性专用的表格计算分数，68 岁得 6 分；TC 或 LDL-C 无论取哪一项都是 −3 分；HDL-C 得 0 分，血压、糖尿病、吸烟方面均得 0 分，最后计算总分是 3 分。

因为总分并没有达到 6 分，因此评估 10 年冠心病风险小于 10%，不属于高危人群，自然也就没有必要使用阿司匹林进行日常预防。

从这个表格和上面举的例子也不难看出，年龄的确是我们计算冠心病风险的一个要素，但并不是单一的要素，更不是推荐使用阿司匹林的唯一判断标准，因此所谓的“老年人每天服用阿司匹林可以预防冠心病”的说法是不够科学严谨的。

穿高跟鞋可以让小腿曲线更美吗

王华 / 深圳市人民医院

高跟鞋通常与性感、迷人、美腿、魅力有关，令人浮想联翩。世上没有女人会认为自己已经够美了，任何让自己更上一层楼的机会自然绝对不能放过！

因此，高跟鞋的普及率居高不下，个子偏矮小的美女自不待言，高个子眼里也没有最高，只有恨天高。

其实说起来，发明高跟鞋和促使高跟鞋流行起来的并不是女人，而是男人。16 世纪时意大利人发明了加高后跟的马靴，目的是为了让骑手能够扣紧马镫，不易脱落。传说法国“太阳王”路易十四为了让自己看着能更伟岸一些，就设计了豪华版的马靴，后跟涂成红色，鞋面用丝绸、天鹅绒装饰，反正是什么贵用什么。据说路易十四的鞋跟最高超过 10 厘米，一点都不比如今的流行明星逊色。不过当时可不是什么人都能穿高跟鞋的，只有王室成员和贵族才能穿。

现在除了一些急需提升身高的男明星之外，高跟鞋基本已经变成了女性的专利。玛丽莲·梦露曾说：“虽然我不知道谁最先发明了高跟鞋，但所有女人都应该感谢他”。

为什么灰姑娘穿上高跟鞋后也会变成美丽自信的公主呢？最主要的原因是高跟鞋可以改变人体的比例，使双腿与身高的比例更接近黄金分割——0.618 ∶ 1。古希腊的著名雕像——维纳斯，各部分比例几乎都蕴含着黄金分割的美学，被认为是女性人体美的典范。现今的女性腰以下的长度平均只占身高的 0.58，最直截了当的方法自然是通过高跟鞋增加双腿的长度了，所谓让小腿曲线更美其实来源于此。

不过这种取巧的美丽并不是没有代价的。长时间穿高跟鞋，无论是 4 厘米还是 10 厘米，首先都会引起足部负重的问题，进而影响关节、腰椎等部位。

正常人行走时脚部承担重量的部位有三个，分别位于前脚掌的内、外侧以及足跟，这三个点形成一个稳定的三角形来分散重量。正常情况下，脚跟承担约 70% 的重量，前脚掌承担 30%。

随着鞋跟的增高，人体重心前移，人体的重量越来越集中到前脚掌，人体足弓天然的缓冲作用基本消失了，很容易引起脚部关节和腱膜的疲劳、损伤。穿高跟鞋容易脚痛就来源于此。

此外，由于三角形稳定性被破坏以后，踝关节特别容易扭伤，尤其是穿细跟高跟鞋的时候，常常会导致踝关节外侧副韧带的撕裂，需要 2~3 个月的时间才能恢复。

如果长时间穿着高跟鞋，前脚掌的异常负重会导致足横弓的塌陷、关节的损伤。加上为了漂亮，很多高跟鞋都是尖头或窄身设计，长期压迫会导致踇趾的外翻，更加会引起一系列的问题，比如大脚趾内侧的关节突出与鞋子摩擦引起红肿、疼痛（踇囊炎）；第二、三脚趾的关节局部负重太多引起脚底皮肤的增生（胼胝，就是脚底厚厚的老茧啦）、鸡眼等。

踇外翻引起的这些问题如果不及时处理，后期基本上都要通过手术来矫正，甚至需要截断骨头以后重新摆正，手术后的恢复也需要很长时间。

穿上高跟鞋以后，女性身材更加显得前凸后翘，其实是因为脊柱弯曲度的改变。正常的人体脊柱颈椎、腰椎有往前的生理弯曲，胸椎的生理弯曲是往后的，从侧面看是一个 S 形。穿上高跟鞋以后，身体重心前移，你自己踮着脚尖往前试试就知道什么感觉了。这时候为了维持身体不向前倒，骨盆前倾，腰椎的前凸增加，大腿、臀部一直到腰部、背部的肌肉收紧，就会起到提臀、挺胸的效果。这种状态虽然让人显得风姿楚楚，不过持续时间过长就会引起腰、腿部肌肉的疲劳、腰椎关节的损伤，容易出现腰酸背痛，上了年纪以后也更容易出现腰椎的退行性变。

至于传说中的穿高跟鞋会使小腿曲线更漂亮纯属无稽之谈。除了腿部长度增加形成的视觉效果以外，高跟鞋对小腿肌肉的影响完全是负面的。脚跟抬高以后小腿后面的肌肉（腓肠肌、比目鱼肌）自然会处于松弛状态。长时间处于这种状态，会导致肌肉的无力、短缩，甚至在脱下高跟鞋以后因为肌肉弹性、力量不能完全恢复，一走路就会觉得小腿肚疼痛，离开高跟鞋已经不会走路了。

不过说了那么多，对追求美丽的妹子们来说，该穿高跟鞋的还是打死都要穿。既然非穿不可，那就要想些办法尽量避免穿出问题来。首先是尽量少穿，出席重要场合那是没办法，逛街、购物、出门旅游、长时间行走就不要穿了，那完全是自己找罪受；其次是鞋跟不要太高，又不是上台表演，穿着“恨天高”其实并不好看，鞋跟尽量不要超过4 厘米，最好也不要选择细跟的高跟鞋；再次，平时多做做足部、小腿肌肉的锻炼，多参加各种体育运动，可以增强肌肉的力量和弹性；最后，脚部感觉疲劳的时候可以用温水泡泡脚，不要用硬的东西按摩脚底，更不要去公园走鹅卵石路，那样只会雪上加霜啊。

医疗辐射是否猛于虎

胡冰 / 中山大学附属第三医院

当我们生病去医院看医生时，医生在询问过病史和检查过身体之后，往往会建议去做抽血化验和影像检查。

但是随着大家对辐射安全意识的加强，当我们到各个医学影像科室接受检查时，免不了担心这项检查是否有辐射，以及辐射对自己身体的伤害程度。

那么是不是所有医学影像检查都有辐射？哪些医学影像检查辐射比较大，哪些医学影像检查辐射比较小呢？

在回答上述问题前，我们需要首先了解究竟什么是辐射，以及辐射的种类。

什么是辐射

具有一定能量的微观粒子（例如 X 射线、γ 射线、α 粒子、β 粒子、中子、光波、电磁波等），有一定的贯穿能力，称为辐射。辐射按照辐射来源的不同可以分为天然辐射和人工辐射，按照粒子能量和损伤机制的不同可以分为电离辐射和电磁辐射。

天然电离辐射是指从地球存在以来就一直存在的电离辐射，主要包括宇宙射线、地壳陆地辐射以及自然界中天然放射性核素发出的辐射等。可见，从人类诞生起，就一直伴随着电离辐射繁衍生息。

除了受到天然电离辐射的照射外，我们还会受到人工电离辐射的照射，其中大部分来源于医疗辐射。我们熟知的医学影像检查中的X线、CT以及核医学都伴有电离辐射。

一次医学检查的辐射剂量有多少

以胸部检查为例，X 线拍片每次曝光时间 0.2 秒左右，每次的辐射剂量大约为 0.04mSv（mSv 是一种电离辐射计量单位）。

胸透用同样条件的 X 线，但曝光时间相对长，每做一次需要 1~3 分钟，1 次胸透就有 0.1~0.8mSv。

CT 是用 X 线束对人体一定厚度的层面进行扫描，根据人体不同组织对 X 线的吸收率和透过率的不同，使用探测器测量，经过计算机处理，得到人体被检查部位的断面或立体图像。做 1 次胸部 CT 检查的辐射剂量大约为 1mSv。

核医学检查里的 PET/CT，辐射剂量比 CT 还高，做 1 次 PET/CT 的辐射剂量在 1mSv 以上。如果做多个部位的检查或多次检查，人体所受到的辐射剂量也相应翻倍。

医疗辐射安全吗

正如前文所言，我们的生活环境中存在天然辐射，而这些天然辐射对于人类而言是安全的。既然要讨论医疗辐射是否安全，我们就可以用天然辐射和医疗辐射进行一下比较。

正常情况下，人一年接受的天然辐射有效剂量为 2.4mSv。由于高空中的宇宙射线比地面多，所以当我们乘坐飞机的时候也将受到比地面更多的天然辐射，例如北京往返广州 1 次所接受的剂量大概是 0.015mSv，北京往返纽约 1 次所接受的剂量大概是 0.05mSv。

可见 X 线、CT 和核医学检查虽然存在辐射，但单次检查的辐射剂量并不大，在安全许可的范围内。因此，为了病情的需要，我们应该坦然接受各种医学影像检查，不要过分恐惧。

无辐射的医学影像检查存在吗

如果您还对医疗辐射心存顾虑，一定会有这样的疑问“有没有无辐射的医学影像检查呢？” 当然有，超声和 MRI 就没有辐射。

超声和 MRI 由于检查成像的原理与上述伴有电离辐射的 X 线、CT 以及核医学不同，因此是完全没有电离辐射的。

虽然不存在电离辐射，但是这两种检查方法也并非完美，比如超声就不适合针对肺及骨骼的检查，而 MRI 价格昂贵，扫描时间长，不适合急诊患者或特别危重病人。

所以，如果您真的需要进行影像学检查，医生会根据您的具体情况选择适合的检查手段，无论是有辐射还是没有辐射的方式，对于大多数人而言，都是安全的。当然，如果有特殊的情况，比如孕妇，或者是体内有金属植入物，都要提前和医生说明，医生会根据您的特殊情况斟酌考虑。

结尾说句题外话，核电站周围居民因核电站运行所受到的电离辐射剂量，每人每年不到 0.01mSv，而对于每位吸烟者来说，如果每天吸 1 包烟，每年受到的辐射剂量约为 35mSv，远大于大多数的医疗辐射剂量。读到这里，各位烟民是不是该戒烟了呢?

熬夜会引起猝死吗

马帅 / 首都医科大学附属北京朝阳医院

一听到早睡早起，大部分年轻人都是无感的。

现代社会，人们常常自觉或不自觉地就会熬夜，少则十一二点才入睡，更有甚者一整夜都无眠，很多人仗着年轻，觉得熬夜没有什么大不了的事情，但是，真的是这样吗?

越来越多的持续熬夜引起猝死案例的报道，比如精彩纷呈的世界杯比赛、引人入胜的电视剧，乃至加班工作都成为夺命杀手。那么，熬夜真的会导致人猝死吗?

应该承认，持续熬夜不眠不休的确是一些人猝死的诱因。熬夜猝死的人，大多数死于突发的心脏病。其原因是熬夜导致生物钟紊乱，交感神经过度兴奋，使心跳加速，引发室速、室颤，造成心源性猝死。还有一些人死于脑卒中，其原因是血压过高，使脑血管破裂。

但是，熬夜并非猝死的根源所在，只有那些已经表现出心血管症状或者有心血管疾病家族史的人，熬夜才容易引起猝死。有猝死家族史的人更是熬夜猝死的高危人群。大多数猝死的年轻人患有心脏基础疾病或者脑血管先天畸形，但是往往在尸体解剖后才被发现。

对于普通人，熬夜增加猝死风险吗

那么，没有心血管疾病风险，自诩身体健康的人是不是就可以毫无压力地熬夜了呢?

答案是否定的。因为熬夜会影响心血管健康，增加普通人群心源性猝死的风险。其原因在于，短期睡眠剥夺就足以使交感神经系统紧张，导致血压升高、可的松和肾上腺素等压力激素分泌增加、糖耐量降低、心跳不规则。所有这些因素都是导致冠心病的先兆。

慢性睡眠剥夺能促进高血压、肥胖和糖尿病的发展，而高血压、肥胖或代谢综合征等疾患恰恰是诱导心脏病发作的因素。

此外，睡眠不足会使机体免疫系统失调，促使血管壁的炎症反应水平上调，促进动脉粥样硬化的发生，从而增加卒中的危险。

其实经常熬夜还有五大危害：

熬夜危害一：皮肤

衰老表现：干燥、皱纹、暗疮、色斑。

晚 10 点到凌晨 2 点是皮肤新陈代谢最旺盛的时间，如果身体在安睡，皮肤就可以游刃有余地处理代谢废物。如果人在熬夜，皮肤也正在张大毛孔，外界的有害物质就都吸收到皮肤上了。

熬夜危害二：眼睛

衰老表现：视力下降、视力模糊。

熬夜时最劳累的器官是眼睛，因为眼肌长时间疲劳会导致暂时性的视力下降。如果长期熬夜、劳累，可能在某次熬通宵之后，出现视力模糊、视野有阴影或视物颜色改变。

熬夜危害三：肠胃

衰老表现：胃疼、胃酸，甚至引发胃溃疡。

胃是身体中对时刻表比较敏感的器官，熬夜易使胃酸分泌过多而诱发胃溃疡。同时，人在熬夜时常伴随着饮用浓茶、咖啡，对胃黏膜也是不良刺激。

熬夜危害四：大脑

衰老表现：记忆力下降、反应迟钝、头痛、失眠。

大脑在睡眠中修复负责记忆的细胞，如果得不到充分的休息，这部分细胞就会损失得越来越多，导致记忆力下降。熬夜时，意味着人体负责工作的神经在加班，神经系统疲劳的后果就是消极怠工，让身体出现注意力不集中、反应迟钝，甚至头痛、失眠。

熬夜危害五：免疫力

衰老表现：身体抵抗力降低，经常生病。

夜间是人体生产新细胞的高峰时间，熬夜让身体持续处于消耗状态，免疫系统抵抗外界影响、修补体内组织的工作就要加倍。据调查，成年人只要 3 个晚上不能保证 7~8 小时的睡眠，免疫系统就可能降低 60% 的功效。

看了经常熬夜的几大危害，你是否也有些咋舌呢？的确，睡眠在人的生理功能调理上起着重要作用，千万不要掉以轻心，早睡早起身体好，所以，即便是没有心血管病史和家族史的健康人，为了远期的生活质量，也不应该不加限制地熬夜。

抽一管血就能查出癌症吗

丁超 / 浙江省肿瘤医院

随着生活水平的提高、健康卫生知识的普及，越来越多的人开始注重平时身体的保养，表现之一就是体检的人越来越多了。而癌症，作为医疗领域热门的话题，也是人们体检所要重点应对的疾病。美国癌症协会统计，人的一生有 1/8 的概率会死于癌症。早发现癌症，是成功治疗癌症的关键所在。

但是，体检中存在很多关于癌症领域的误区，最多见的就是“抽一管血就能查出癌症”。这是很多体检机构宣传的噱头。临床上也有很多人会拿着抽血化验的指标来咨询医生，说某某指标高了，是不是意味着他患癌了……这给患者造成了很大的困扰与焦虑。

所谓“一管血”，指的是“肿瘤标记物”，是血液中的一类蛋白，和癌症相关，大多是癌细胞直接分泌的。

那么就会有人问，肿瘤标记物是癌细胞分泌的，如果升高了，是不是就意味着患癌了?

其实没那么简单。打个比方，我们看到的大多数医生都会穿一身白色的衣服，然而我们不能把所有穿白色衣服的人都简单地定义为医生，因为他还可能是一位厨师。

肿瘤标记物的确可以由癌细胞能分泌，但是癌细胞本身就是来自于恶变的正常细胞，所以正常细胞也能分泌肿瘤标记物。

正常细胞恶变成癌细胞，会促进肿瘤标记物的升高，但正常细胞发生其他变化，也可能导致肿瘤标记物升高。

简而言之，罹患肿瘤，肿瘤标记物会升高；但是肿瘤标记物升高却不一定是因为罹患肿瘤。

肿瘤标记物升高，还可能有其他多种原因。

我举几个例子。

癌胚抗原（CEA）

可能与消化道的恶性肿瘤有关，比如结肠癌、胃癌，但吸烟、妊娠、肠炎、糖尿病、心血管疾病等也可能导致 CEA 升高。

甲胎蛋白（AFP）

可能是发生肝癌的标志，尤其是显著升高或者迅速升高，都提示有肝癌的可能。但这都只是可能性的高低，并非百分百确定，肝炎、肝硬化、妊娠都可能导致 AFP 升高。

我国 60%~70% 肝癌患者的 AFP 会升高。对于 AFP 持续增高的患者，医生会建议您做进一步检查，即便查不出肝癌，也会叮嘱您定期进行密切随访。

糖原蛋白 125（CA125）

与卵巢癌相关，同时也和其他多种癌症有关，但最主要还是卵巢癌。有科学家在研究同时检查 CA125 与经阴道 B 超来筛查早期卵巢癌患者，不过目前证据并不充足。因为除了卵巢癌，其他很多情况也可能导致 CA125 升高，比如子宫内膜异位症、卵巢的良性肿瘤、月经期以及妊娠。

虽然 CA125 还不能用来筛查卵巢癌，但对于卵巢癌患者治疗结束后的复发监控很有价值的。

糖原蛋白 19-9（CA19-9）

和 CEA 有点像，和消化道的恶性肿瘤有关，同时也与胰腺癌的发生有关。但是同样，CA19-9 的升高也可能与恶性肿瘤毫无关系，比如胰腺炎、肝硬化与胆管疾病（比如胆结石引起的胆汁淤积），同样能够导致 CA19-9 升高。

人绒毛膜促性腺激素（HCG）

可谓大名鼎鼎，在这几个肿瘤标记物中女生可能对它最了解。HCG 升高往往预示妊娠，验孕棒的原理就是如此。但很多人不知道，HCG 的升高还可能提示某些比较特殊的癌症，比如绒毛膜癌与恶性畸胎瘤。这同样造成很多困惑，单独一个 HCG 升高并不能说明问题，还需要结合其他检查。

唯一一个被用作癌症筛查的肿瘤标记物是前列腺特异性抗原（PSA），它能提示前列腺癌的发生。不过，鉴于前列腺癌是一种非常惰性的恶性肿瘤，疾病进展非常缓慢，很多人是死后尸检才发现前列腺癌的，所以用 PSA 来筛查前列腺癌到底会不会给患者带来好处，目前还存在争议。

在这篇文章中，我只介绍了几种常见的肿瘤标记物，临床中其实还有很多其他的肿瘤标记物，而且随着科学的发展，还会有越来越多新的肿瘤标记物加入进来。不管常见的还是少见的，不管老的还是新的，道理都一样，我就不再赘述了。

所以，“一管血就查出癌症”的说法并不靠谱。肿瘤标记物是很重要的检查，但最大的意义也就是给医生提供参考，并非意味着患者一定患癌了。要真正筛查癌症，还需要其他科学、可靠的检查办法，不能光靠肿瘤标记物。

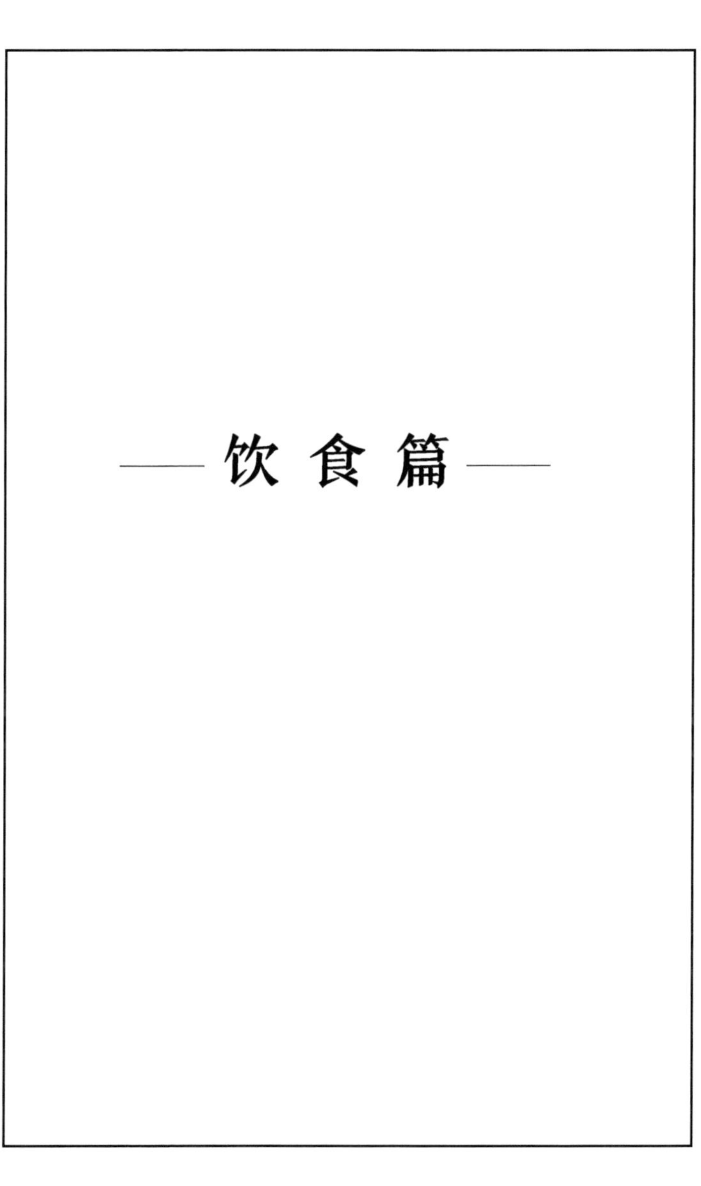

—— 饮 食 篇 ——

吃杏仁会中毒吗

孙文广 / 上海市第六人民医院东院

电视剧《甄嬛传》中，安陵容的遭遇可谓曲折，由得盛宠到被打入冷宫，最终落得吞食杏仁自尽的结局，着实让人唏嘘不已。

古装戏、宫斗剧中，经常出现利用杏仁作为暗算他人的“利器”，致人中毒丧命的场景。剧看多了，观众就难免心生疑问——这杏仁，还能不能吃了？现实生活中食用杏仁真的能够使人中毒吗？

《儿童苦杏仁中毒 10 例分析》一文，报道了 10 例儿童因误食苦杏仁引起的中毒事件。如此看来，食用杏仁，还真是有危险。

那么杏仁究竟有多大的毒性，我们平时吃杏仁时是不是也会中招，食用杏仁为什么会引起中毒呢？

要回答上述问题，就要从了解杏仁开始。

杏仁，是蔷薇科落叶乔木杏树的成熟种子的核仁，分为甜杏仁和苦杏仁两种。

甜杏仁味道淡甘，形状大而扁，基部略对称。含苦杏仁苷少，含量约为 0.1%。

苦杏仁则味苦，呈扁心脏形，顶端尖，基部钝圆而厚，左右略不对称。含有较多的苦杏仁苷，平均含量为 3%。

为什么在介绍甜杏仁和苦杏仁的时候，我会着重提到其中苦杏仁苷的含量呢？这是因为杏仁的毒性主要取决于核仁中所含苦杏仁苷的含量以及苦杏仁酶的活性。

正是因为甜杏仁和苦杏仁中苦杏仁苷含量有如此大的差别，所以苦杏仁的毒性较甜杏仁高 25~31 倍。

苦杏仁苷是如何导致中毒的

上文中提到的杏仁中毒的儿童，多数是因为在水果成熟季节误食新鲜生杏仁引发。当生杏仁经咀嚼和消化，苦杏仁苷被果仁中的苦杏仁酶水解，产生氢氰酸、苯甲醛和葡萄糖。其中的氢氰酸可迅速被黏膜吸收入血，使人体内的呼吸酶失去活性，导致组织缺氧，产生窒息，甚至可以置人于死地。

仅仅是杏仁的果仁能够使人中毒吗

目前，许多家庭都有榨汁机，把当季新鲜水果榨成果汁每天饮用，成为了很多人追求健康的方式。难道自制果汁，真如人们认为的那样完美吗？

其实不然，首先，水果被榨成果汁，其中的膳食纤维被大量过滤，直接导致人体对膳食纤维摄取减少，而众所周知，膳食纤维对人体健康是具有重要意义的；其次，和水果相比，饮用果汁吸收糖分更为迅速，会导致血糖急速上升；最后，由水果变成果汁，进食的方便还易造成摄入过多，对控制自身体重不利。所以，针对能够正常进食的人群，营养师并不会推荐将水果榨成果汁饮用的方式。

那么上述原因就是营养师并不推荐大家将水果榨汁饮用的原因吗？

不止于此！苦杏仁苷不仅存在于杏仁中，还广泛存在于杏、桃、李子、苹果、樱桃、山楂等多种常见水果的果仁中。如果在榨汁前没有将这些水果的果仁去除，那么这些果仁经压榨，同样会使其中的苦杏仁苷水解，进而导致中毒。

如何判断是否为苦杏仁中毒

判断是否是苦杏仁苷引起的食物中毒，必须有进食含苦杏仁苷类食物史。该病潜伏期短的约 0.5 小时，长的可达 12 小时。一般在 1~2 小时即可出现临床症状，症状的严重程度与摄入量的多少以及中毒者的年龄有关。

苦杏仁中毒时，大多数人会表现出口中苦涩、流涎、头晕、头痛、恶心、呕吐、心悸、四肢无力等症状；较重者会出现胸闷、呼吸困难等情况，且有时呼出气体带有苦杏仁味；更严重者可出现意识不清、呼吸微弱、昏迷等。遇到食用苦杏仁苷中毒者，应立即送医院救治。

如何预防苦杏仁中毒

苦杏仁苷食物中毒以预防为主。由于此类中毒多发生于杏等水果成熟季节，且多发于儿童的特点，应告诉孩子不要生食或咀嚼诸如苹果、李子、杏、樱桃等蔷薇科水果的种子和果核。家庭自制鲜榨果汁时，要注意将该类水果的果核完整去除。

市售杏仁安全吗

尽管杏仁等果仁中含有一些对人体有益的成分，但是因其含有一定量的苦杏仁苷，故不能直接生食。那是不是市面上销售的杏仁也有中毒的危险，不能食用呢？目前，市场上销售的杏仁等果仁大都经过了一系列的加工处理，能够有效去除其中的有毒成分，可以只要是正规厂家生产的合格产品，消费者还是可以放心食用的。家庭中若要食用生杏仁，则应采取水煮沸等去毒措施，去除其中的有毒成分，但同时也应控制食用量。

隔夜菜致癌吗

张家瑜 / 首都医科大学附属北京潞河医院

晚上，偶尔晚餐会准备的多了一些，吃不完的菜要怎么办？最惯用的方法，就是在冰箱放上一晚，第二天早晨或者中午加热后再吃。

这本来是一个几乎会出现在每个家庭中的常见情景，但是忽然有一天，出现了一则让人大惊失色的观点——隔夜菜中亚硝酸盐超标！致癌！不能吃！

这是真的吗

网传，绿叶菜中含有较高水平的硝酸盐，煮熟后放置时间过长，在细菌的作用下硝酸盐会被还原成亚硝酸盐，即使加热也不能除去。由此得出结论：吃隔夜菜会导致中毒甚至致癌。真的是这样吗？

什么是隔夜菜

要搞清楚隔夜菜是否会致癌，我们还是要首先明确，究竟什么才算是“隔夜菜”。

按照字面的理解，所谓隔夜菜，就是放置了一夜的菜。但是，这个解释合理吗？按照“一夜”的时间粗略估计，菜品大概是被放置 12 小时左右。

一盘蔬菜，如果晚上制作，再被放入冰箱，经过一夜，也就是 12 小时，就会变成隔夜菜，会致癌；另外一盘蔬菜，如果是早上制作，到了晚餐再食用，也是经过 12 小时，就没什么问题，因为它不是隔夜菜！

所以，按照是否放置了一夜来定义隔夜菜显然是不合理的。那么究竟什么才是隔夜菜呢？

其实，所谓的隔夜菜，并不是指菜经烹饪后过了一夜，而是烹饪后放置了较长时间再食用，可见隔夜菜其实与是否隔夜并没有关系。

什么是亚硝酸盐

既然已经了解了什么是隔夜菜，那么我们再了解一下，什么是亚硝酸盐。亚硝酸盐广泛地存在于自然界中，就食物而言，肉类中亚硝酸盐含量很低，蔬菜是日常饮食中亚硝酸盐的主要来源，其中以绿叶菜的亚硝酸盐含量最高。大部分蔬菜在采摘后 1~4 天亚硝酸盐含量会快速升高，也就是说，蔬菜中本身就含有亚硝酸亚，它并不是做熟了之后才出现的。

那么亚硝酸盐和烹调是否有关系呢？还是有的。煮熟的菜更适合细菌的生长，我们品尝过美味的饭菜后，细菌将在菜品中不断繁殖，将其中的硝酸盐转化为亚硝酸盐，正因如此，隔夜菜中的亚硝酸盐含量会比新鲜出炉的菜品高。

亚硝酸盐对人体是否有危害呢？亚硝酸盐的危害在于，它能将血液中的血红蛋白氧化为高铁血红蛋白，导致血液不能携氧而造成组织缺氧。

但是如果因此而担心吃了隔夜菜会发生亚硝酸盐中毒，那就大可不必了。

通常来说，人体摄入 0.2g 的亚硝酸盐才会出现中毒反应。研究显示，以亚硝酸盐含量最高的绿叶菜为例，烹调后不经翻动，直接放入冰箱冷藏，24 小时后亚硝酸盐含量会由 3mg/kg 增加到 7mg/kg。要达到 0.2g 的亚硝酸盐中毒量，就要吃掉 28.5kg 的隔夜菜。

可见这种因为吃隔夜菜而导致的亚硝酸盐中毒，只能发生在理论上。在日常生活中是不可能发生的。

隔夜菜真的会致癌吗

没有任何证据证明隔夜菜的摄入与癌症之间存在因果关系！

实际上，刚刚提到的亚硝酸盐并没有致癌效应。蔬菜在生长过程中吸收了氮肥或氮素后，经过一系列复杂反应，会产生硝酸盐，一部分硝酸盐会在还原酶的作用下产生亚硝酸盐。我们所食用的蔬菜多多少少都含有硝酸盐和亚硝酸盐。而且，即使不摄入任何亚硝酸盐，人体内也会产生亚硝酸盐。

亚硝酸盐并没有人们想象中的那么可怕，在合理的使用范围它内还有抑菌的效果。在食品行业中，各国都允许在熟食或肉制品中添加硝酸盐或亚硝酸盐以减缓微生物生长，保持肉类产品的外观和味道。

我国规定熟肉制品中的亚硝酸钠含量不得超过30mg/kg，酱腌蔬菜中的亚硝酸钠含量不得超过20mg/kg。如此看来，隔夜菜中7mg/kg的亚硝酸盐含量远低于这些标准。

既然隔夜菜中的亚硝酸盐不会致癌，那么“隔夜菜致癌”这个说法的依据是什么呢？依据就是亚硝胺。亚硝胺的确是一种已经被证实的致癌物质。当我们进食美味菜肴的同时，食物中所含有的硝酸盐和亚硝酸盐会在酸性条件下，比如在胃里，和胺类反应产生亚硝胺。

但是我们要说，脱离剂量谈危害，是不科学严谨的。亚硝酸盐进入体内后，在胃内酸性环境下，1~5 分钟就会被还原成一氧化氮并释放出去，所以在人体内，真正合成的亚硝胺含量很低，所以说，隔夜菜会致癌这个说法是错误的。

从营养角度谈谈隔夜菜

虽然，冰箱中的密封储存有利于降低食物的呼吸强度，减缓亚硝酸盐在蔬菜中的生成。但即使是新鲜蔬菜，存放时间过长也会出现腐烂、亚硝酸盐含量增加的情况。所以，蔬菜最好现吃现买，不宜长期存放。

亚硝酸盐的产生也是需要一定条件的。在常温状态下，隔夜菜中的亚硝酸盐含量显著高于冷藏状态，将剩菜冷藏起来可以有效限制亚硝酸盐的产生。

抛开亚硝酸盐不谈，随着时间的流逝，做熟的菜中的维生素和各种抗氧化物质会被破坏，营养成分将大大流失。与其吃隔夜菜，不如吃多少做多少，保证食物的新鲜。新鲜的饭菜不仅可口，营养丰富，食品安全也能得到保障，其中富含的维生素 C、维生素 E 和一些酚类、硫黄类化合物还可以减少胃内亚硝胺的生成，一举多得！

此外，与其他不健康的饮食习惯相比，与其担心隔夜菜的致癌风险，不如选择戒烟、减少烧烤、肉制品和腌渍食品的摄入，这些对身体健康的威胁更大。

小贴士：关于隔夜菜的总结

1. 隔夜菜中的亚硝酸盐含量不会导致中毒，也不致癌。隔夜菜可以吃，但最好冷藏保存。饮食中多摄入新鲜的富含维生素 C、维生素 E 及抗氧化的食物，有利于抑制亚硝胺的产生。

2. 隔夜菜营养价值较低，口感、食品卫生受到影响。现买现做，吃多少做多少才是最佳选择。

3. 与其担忧隔夜菜中亚硝酸盐的危害，不如戒烟，减少肉制品、烧烤、腌渍品的摄入，更为实际有效。

生吃还是熟吃，哪种更健康

李园园 / 首都保健营养美食学会

蔬菜篇

《中国居民膳食指南》建议大家每天应该摄入300~500克蔬菜。这个量可以说是膳食结构中数量最大的一类食物了。然而很多朋友诧异：我们不是兔子，如何吃得下这么多蔬菜呢?

其实这里的重量，指的是蔬菜的生重，你会发现做熟了之后每天吃1斤菜也不在话下。然而，这可能会引发朋友们更多的困惑：蔬菜做熟后营养还在吗？蔬菜生吃好还是熟吃好?

结论：总体来说，蔬菜熟吃好。

首先，熟吃蔬菜比较安全卫生。加热能杀灭病菌和虫卵，大肠杆菌之类的细菌很难耐受沸水或热油的洗礼。一些抗营养因素和破坏维生素的氧化酶类也能在加热的过程中被灭杀。

另外，熟吃还可以破坏一些蔬菜中的有毒有害成分，例如四季豆、豆角等，只有通过充分加热破坏其中的血细胞凝集素、皂苷等有毒有害物质才可以放心食用。

其次，烹调不意味着营养素损失，总体来看还有利于很多营养素的吸收和利用。例如烹调可以提高绿叶蔬菜和橙黄色蔬菜中维生素 K 和类胡萝卜素的利用率。这两类物质都是脂溶性的，油脂的存在能够促进其吸收利用。另外，加热烹调能够使细胞壁软化，促进胡萝卜素、番茄红素等类胡萝卜素和维生素的溶出，进而提高吸收率。

烹调同样可以提高蔬菜中钙、镁元素的利用率。绿叶蔬菜也是钙、镁的好来源。可是大部分绿叶蔬菜中存在着草酸，它不利于钙和镁的吸收。在烹调加工过程中，只要经过焯烫步骤，再行炒制或凉拌，即可除去绝大部分草酸。

再次，烹调可以大幅度地提高蔬菜的食用量。生吃尽管营养素保留较全，但总的食用量很难提高。如果想要每日摄入 500 克蔬菜，那么全靠生吃则很难达到目标。假如有一半蔬菜熟吃，那么完成这个目标就轻而易举了。

不过，有些蔬菜也是可以生吃的，例如黄瓜、西红柿、紫甘蓝、生菜等，含草酸、膳食纤维较少，细胞容易破裂，在保证安全性的前提下可以生吃，有利于获得蔬菜本身比较全面的营养。

特别提醒：蔬菜生吃与否也要考虑个体差异。对于需要减肥瘦身、控制热量以及“三高”人群，可以适当选择生吃蔬菜，这样做不仅饱腹感更强，而且能够减少一部分烹调油脂的摄入。而对于伴随肠胃虚弱、消化不良、胃肠胀气、慢性腹泻等症状的人，烹调则可以软化蔬菜中的膳食纤维，熟制更适合这类人群。

海产篇

先提供结论：能感染人的海产微生物与寄生虫普遍存在，食用高温烹调或者事先经过冷冻处理的海产是防止寄生虫病的有效手段。

生食海产的一个常见健康隐患是感染细菌，引起急性食物中毒。常见的病因是一种称为“副溶血性弧菌”的细菌引起的感染。副溶血性弧菌在含盐量 3% 的环境中可迅速繁殖，所以易污染海水鱼虾，可产生耐热溶血性毒素，如果食用了遭此菌污染的海鲜，会引发食物中毒。

生吃海产还可能会感染寄生虫。在这些危害人体健康的寄生虫中，以异尖线虫最为“出名”。被异尖线虫感染的海产种类颇多，其中包括了很多食用鱼，如三文鱼、大马哈鱼、金枪鱼、海鲈鱼、鳕鱼、带鱼、海鳗、石斑鱼、鲱鱼、真鲷等。此外，乌贼也是异尖线虫的宿主之一。这些寄生虫可随着生吃的海产进入人体内，造成危害。

另一类被称为隐孢子虫的寄生虫其实也在海鱼和海洋贝类中被大量发现。隐孢子虫的卵囊生存能力超强，人在食用带有隐孢子虫的海鲜时，胃酸把卵囊融开，寄生虫就出来作怪了。隐孢子虫对普通人而言，常见反应也就是拉肚子。但是对于免疫系统有缺陷的人，隐孢子虫是可能致命的。

特别提醒：如果一定要追求那种未经处理的海产的新鲜口味和爽脆口感，请务必选择有质量保证的产品与品牌，另外吃的时候加点醋有利于杀死一部分微生物，但是切不可把希望寄托在醋、芥末、酱油、白酒这些调味料之上。一旦出现不适症状，及时就医并告知医生自己有生食海产的经历，以防寄生虫病被误诊为胃病或者肠道疾病，耽误治疗。

畜禽肉篇

除了生吃海产以外，不少人还爱吃牛肉、猪肉刺身。其实生吃猪肉、牛肉也有感染寄生虫的风险。例如被绦虫感染的米猪肉，被人类生食后就会危害人体健康。

感染致病菌是生吃食物的另外一个风险因素。无论海产还是生肉，在储存、运输、加工、销售等各个环节都有被致病菌污染的风险。比如臭名昭著的沙门菌，在半生不熟的鸡蛋、生肉以及生的蔬果中都可能存在，而大肠杆菌在生肉中也比较多见。

此外，生吃肉还有招致病毒感染的风险。例如食用感染了疯牛病的牛肉及其制品，特别是从脊椎剔下的肉，有感染疯牛病病毒——朊病毒的风险；吃了未煮熟的贝类、虾蟹，有造成甲肝病毒感染的风险，诱发甲型肝炎等；吃了被口蹄疫病毒污染的偶蹄类动物，也存在被传染的风险。

特别提醒：冷冻、烟熏、酒浸尚且都无法完全杀死有害病毒以及致病菌，所以充分加热是唯一有效的方法。

另外，生熟分开是家庭厨房食品卫生的关键。例如切生肉与熟肉的案板要分开；生肉生鱼和直接吃的蔬果在冷藏室要分开储藏；盛放生肉的容器要加热后再放熟食；洗生肉的水盆一定要好好洗干净，最好烫一下或者煮一下，再用来洗蔬果等。

综上所述，生吃与熟吃其实各有优势，但是对于大多数人而言，吃充分加热的蔬菜和鱼肉类，再酌情配合一些生蔬菜，是较为理想的选择。

土榨油：到底是健康产品，还是不安全产品

阮光锋 / 科信食品与营养信息交流中心

实际上，在我国的很多地方，尤其是一些农村地区，依然有很多土榨油作坊。

最近几年，很多城市人也开始仰慕乡镇“纯天然”的土榨油，特意去买着吃；不少人给亲朋好友送礼也要带两壶土榨油，也有人买了小型家用榨油机自己榨油。许多人认为这种“未经现代工业手段处理”“无添加”的土榨油更天然、营养、健康。

土榨油真的更健康吗？是否越“土”越健康呢？

土榨油：“土”在哪里

土榨油，最大的特点是“土“。那究竟什么是“土”呢？

“土”其实是指传统的办法，与之相对的，我觉得应该就是现代的食品技术吧。

土榨油其实就是用菜籽、花生、大豆等油料作物，采用传统的方法压榨得到的油。很多人认为土榨油更好，但是，从食品安全角度看，土榨油是不值得推荐食用的。

为什么这样说呢？这还得从油的成分说起。

油的主要成分是甘油三脂肪酸酯的混合物，俗称中性油。除中性油外，原油中还含有非甘油酯物质，统称杂质。

原油中的杂质特别多，通常含有水分、机械杂质（粉尘）、胶质（磷脂、蛋白质、糖类）、游离脂肪酸、色素、烃类、金属化合物，还可能含有因环境污染而带来的砷、汞等重金属和农药残留。

土榨油采用传统方法压榨，这些杂质都没有脱去，完全是“原生态保留”。在现代食品技术中，这种油称为“原油”，俗称“毛油”或者“粗油”。

我国食品安全标准规定，未经精炼的植物原油不能直接食用，只能作为成品油原料。

土榨油说白了就是把原油拿来直接食用，这个完全有悖于现代食品科学，也不符合国家标准对安全的规定。

要知道，土榨油不仅不会更安全、更健康，其中的杂质反而会给人们的健康埋下安全隐患。

苯并芘

首先，土榨油在制作过程中一般会进行高温处理。由于高温作用，在处理过程中会形成一些苯并芘，这是一种可能致癌物。

前几年曾有媒体报道，某茶籽油中苯并芘超标。超标的原因，就是压榨之前高温加热产生的。而且，现在很多的土榨油为了能提高出油率，在炒籽的时候会把温度炒得很高，这种情况下很容易产生较多的苯并芘。

丙烯醛

在家做过菜的人应该都知道，油放热锅里烧一会儿后就会冒烟。不过，你知道吗？冒出的烟中含有一种剧毒物质——丙烯醛，它对眼睛和呼吸道有很强的刺激作用，在第一次世界大战的时候，丙烯醛甚至作为化学武器来使用。

油开始冒烟的温度称为“烟点”，烟点越高，越不容易冒烟，在烹调过程中，产生的有害物质往往也越少。

同种类油的烟点高低与其所含杂质的量密切相关，大豆和花生原油的烟点一般只有 150~160℃左右，而精炼之后能够达到 230℃以上。

土榨油由于没有精炼，烟点往往更低，炒菜时油烟更大，对人体健康的危害也更大。

我们平时在超市购买的食用油都是经过精炼的商品油，精炼过程就是为了去除油中的游离脂肪酸、色素和香味物质等杂质。经过精炼的油颜色浅、味道平淡、外观清亮，烟点能较原油提高五六十摄氏度，在爆炒油炸的时候，精炼油就不那么容易冒烟了。

脂肪氧化

土榨油没有经过精炼，油脂中的杂质很多，往往也更难储存，容易酸败变质，尤其在高温夏季，易产生哈喇味，这是油脂发生酸败的结果。

酸败后的油脂，往往有变质的气味，而且油脂中的不饱和脂肪酸、维生素 A、维生素 D、维生素 E、维生素 K 等也会被氧化破坏。油脂的氧化产物对人体健康是有害的。

植物油因为大部分富含不饱和脂肪酸，暴露在空气中很容易氧化。土榨油因含杂质较多，会促进氧化的进程，所以更加容易氧化。

植物油氧化之后会有一股酸败味，土榨油本身的味道就够大，即使有轻微的酸败味也未必能闻出来。

未知风险

由于没有经过精炼，土榨油还可能存在重金属、农药残留等很多未知风险。

土榨油由于没有经过精炼，所含的杂质更多，不宜直接食用，一味迷信原生态土榨油只会埋下安全风险。实际上，目前市场上的土榨油大多数都还是散装油，没有标示生产厂家，无生产日期、保质期、食用油名称、成分及 QS 标识等，是典型的“三无产品”，完全没有安全保障。万一发生食品安全事故，无法追溯源头，建议消费者还是谨慎作出购买的决定。

有机食品：真的是你以为的那样吗

阮光锋／科信食品与营养信息交流中心

最近几年，有机食品越来越流行，很多人到超市买东西也只挑有机。商家也趁机大肆宣传有机食品不使用化学添加物、纯天然、更营养、更安全，不少消费者趋之若鹜。不过，有机食品是不是真的更好呢？它值得人们的爱吗？

什么是有机食品

虽然有机食品非常流行，不过，究竟什么是有机食品？很多人还是会有疑惑。

有机食品其实就是按照有机产品的标准进行生产、加工、销售的供人类消费、动物使用的产品。我国《有机产品》国家标准详细规定了有机产品生产、加工、标示和管理的各种要求。如物种（粮食、蔬菜、水果、牲畜、水产、蜜蜂等）未经基因改造；生产过程不得使用化学合成的农药、化肥、生长调节素、饲料添加剂等物质。

除此之外，还对于水质、空气、生态环境作出了许多细致要求。比如说，生产基地要远离城区、工矿、交通干线、工业污染源、生活垃圾场等。

有机产品和普通产品的区别主要在于生产过程的控制，有机食品对生产过程的控制更为严格，对农药、添加剂及化学产品等的使用、对场地的选择，都更为严格。所以，有机产品的生产、加工和销售必须由政府机构来认证。

有机食品虽然流行，但是，人们对于有机食品的认识也存在很多误区。一起来看看大家对有机食品究竟有哪些认识误区吧。

误区一：有机食品不使用食品添加剂

经常有人说有机食品是纯天然的、无添加。是不是真的这样呢?

其实，有机食品的生产也会用到添加剂。我国国家标准就对有机食品的生产有明确规定，有机食品可以使用添加剂和加工助剂，其中包括 37 种添加剂和 22 种加工助剂。所以，不要以为有机食品就是无添加的。

误区二：有机食品不用农药，不会有农药残留

国家规定，有机食品在生产和加工过程中不使用人工合成的化学物质，如化肥、化学农药、化学生长调节剂。所以很多人会主观地认为有机食品不会使用农药。

有机食品确实不能使用“人工合成农药”，但不代表它不使用农药，只是它用的是“有机农药”。目前，我国国家标准规定，有机食品在生产过程中是允许使用农药的，包括一些植物源和动物源的杀菌剂、杀虫剂，如天然除虫菌素、鱼藤酮类等；还有一些矿物来源的杀真菌剂、杀虫剂等，如石灰水、波尔多液等。尽管和人工合成农药的来源不同，但它们同样具有毒性，也并非完全不残留，如果不清洗干净就吃下去，对身体同样可能有安全风险。

而且，有机食品也会存在农药等污染物残留问题。因为，食品的生产种植都离不开环境，也就是说，土壤、水源和空气都会影响食品的质量，环境中残留的化学物质会转移到食品上。

2014 年 1 月，加拿大食品检验局发布了一项近两年的检测结果，45.8% 的有机果蔬含有农药残留，1.8% 残留超标。检测人员认为，农药残留可能是从邻近的非有机农场飘移过来的，或者通过土壤、地下水转移过来的，也可能是在储运过程中与非有机产品的接触中获得的。

误区三：有机食品就是纯天然

很多人会将“有机食品”与“纯天然食品”画等号。其实，纯天然是一个非常不明确的概念。目前，国际上包括我国在内的很多国家都没有明确的纯天然食品的标准。人们很难界定究竟什么样的食品才是纯天然的。

实际操作中，只要生产的食品没有添加人工色素、人造香精或者合成物质，食品生产厂家都会使用 " 纯天然 " 这个标签，甚至很多企业会直接使用“纯天然”的标签。

如果按照人们所期望的没有农药、没有兽药等化学物质来作为评价纯天然食品的标准，我们根本找不到纯天然的产品。要知道，随着现代社会的进步，农药、化肥等的使用越来越广泛，一些地区的空气和水等自然环境已经被污染，我们吃的所有食物都不可避免地含有这些物质。

误区四：有机食品更营养

在一般人眼里，有机食品也代表了健康食品。有咨询公司调查报告显示，68% 的城里人相信有机食品营养价值比普通食品更高 。不过，有机食品真的比常规食品更加营养吗?

科学家也试着找到它们营养价值的差异。2013 年的一项研究发现，有机番茄含有更多维生素 C，但它们通常个头较小，含量相差因此也很小。同年的另一项研究则显示，美国的有机牛奶含有更多 n-3 脂肪酸，但这更多和喂养的饲料有关。2015 年，新西兰科学家对有机奶和普通牛奶的成分进行了系统分析，结果认为，有机奶和普通牛奶的成分并没有明显差异，而且，牛奶中成分的差异主要是由于所吃牧草和饲料的不同，与是否有机饲养没有关系。

英国食品标准局曾对过去 55 项相关研究进行汇总分析发现，从营养质量角度比较，有机食品和常规食品间没有差异。

法国食品安全局对食品中的干物质、碳水化合物、蛋白质、脂肪、矿物质、维生素及一些植物营养素等进行综合分析，结果发现，目前的研究无法判定有机食品更营养。

所以，目前看来，不管是学术界的主流共识，还是主要国家监管部门的态度，都是“有机食品在营养上与常规产品没有差别”。

误区五：有机食品更安全

由于有机食品生产过程中不使用化学合成的农药等物质，很多人就觉得有机食品更安全。其实，在安全性方面，有机食品也未必更优。

首先，有机食品同样会使用农药。

不管是使用合成农药还是植物源性农药，是否安全关键还在于合理使用和监控安全的残留量。有机农业中使用的植物农药对环境和动物也存在一定的安全风险。

其次，有机食品也有天然毒素的风险。

一些植物性食物，为了预防天敌，会产生天然的毒素。有机食品也有被霉菌毒素污染的风险，比如花生同样可能发霉，有可能被黄曲霉毒素污染；谷物有可能被真菌毒素污染。

另外，有机化肥也有重金属和细菌污染的风险。

有机蔬果不使用化肥，在种植时大多使用植物性堆肥或是动物排泄物。这就带来了一个问题：动物牲畜体内都有病菌和重金属，会随着粪便排出，用这些肥料种植出来的蔬果，就可能沾染上大肠埃希菌、沙门菌等，可能引发食用者的感染甚至死亡。

2011 年德国一家有机农场的蔬菜导致 3950 人大肠埃

希菌中毒，53 人死亡。

2013 年美国一有机农场的冷冻混合莓导致甲型肝炎流行，在 10 个州造成 162 人感染甲肝。

这两次严重安全事故的源头都来自有机农业使用的粪肥。

法国食品安全局对有机食品和常规食品对比分析发现，有机食品中的杀虫剂残留通常会更低，但对重金属、二噁英、真菌毒素、微生物等危害物残留分析后认为，无法判定哪一种体系的食品更安全 。

美国农业部一直公开申明，不对有机产品是否更有营养和更安全发表评论，也不允许宣传有机产品对常规产品的优势。

所以，有机食品并不一定更安全，规范种植的常规食品和有机食品都是安全的。

有机食品是否值得购买

不论从营养价值，还是从安全性方面来看，有机食品都不会比普通食品更有优势。而且，一般来说，有机食品的价格都会比较贵。据一些统计数据显示，这个价格差额高达 40% 以上。所以，不论出于什么目的，只要经济条件允许，买点也无可厚非。

但是，买有机食品的理由千千万万，但大多和营养、安全没有多大关系。目前没有确凿的证据表明有机食品比传统食品更营养或更健康，但却有证据表明，应该多吃蔬菜水果。由于有机食品比传统食品更贵，这对食物预算有限的家庭来说就不划算了。

考虑到吃有机食品并不会使人们身体更健康，所以如果鼓励人们采用有机饮食，就可能导致最终蔬菜水果吃得更少了，反而会适得其反。比如，你有 10 块钱，本来可以买两斤普通水果，但是却只能买一斤有机水果，如果买有机的，家人就可能吃不够水果了。所以，不要因为盲目购买有机食品导致超过预算，使得蔬果吃不够。

自制食物真的更安全吗

阮光锋 / 科信食品与营养信息交流中心

近日，有媒体报道，西南医科大学附属医院收治了两位因食用自制腐乳而导致中毒的患者。

在很多人的印象中，自制食品就是安全的代名词。为何这两位患者却因为吃了自己做的腐乳而中毒了呢?

很多人都怀疑这个新闻的真实性。但现实是，这样的事情真的发生了。而且，现实里这样的事情可能比我们想象的要多得多。

不光是腐乳，为了保证安全，现在越来越多的人开始自己动手在家做各种各样的食物，有人自己在家种点菜吃，还有人自己在家做发酵食品，如水果酵素、葡萄酒、酸奶等，也有人自己榨油吃……

自己在家做点食物，陶冶情操，的确不失为一种乐趣；如果仅是下厨，还可以控制油盐糖的分量和比例，确实是一个比较健康的选择。

不过，家庭自制食物并不是安全的代名词，自制食品同样存在安全风险，一不小心，你也会中招。

自制行为一：自己在家种菜吃

真相 1：无法做到绝对不含农药和化肥。

自己种菜可以控制农药和化肥的使用量，甚至可以不用农药和化肥。但是，农产品是否安全很大程度上都要依赖环境是否安全。在全球一体化的今天，在南极生活的动物体内都能检测到农药 DDT 残留，我们身边的食物也很难“独善其身”。

自己种菜同样要面临环境污染的影响，要做到绝对不含农药、重金属等污染物其实是不可能的。

真相 2：有机化肥可能隐藏寄生虫卵。

为了追求“纯天然”，我们在家种菜的时候可以不使用化肥，而是使用农家肥或者有机肥（人畜粪尿）。很多人说农村都是这样做的呢。

但需要提醒大家的是，如果用农家肥或有机肥，一定要确保人畜粪尿是经过充分发酵的，否则，其中没有被杀死的寄生虫卵和致病菌就很容易对人体健康产生危害，而且危害远比化肥或农药严重得多。

真相3：要警惕有毒野菜。

种菜是一门技术性很强的农业学科。要想自己种菜安全，首先，你得认识你种的蔬菜是什么、了解蔬菜的习性。

有些蔬菜是有毒的，不建议种，尤其是有些不常见的野菜，如果种植，反而可能带来更大的安全风险。

此前就有媒体报道某地一个三口之家，女主人自己种菜，但却搞不清楚自己种的蔬菜品种，结果种了一种民间俗称“甜茄”（学名龙葵）的野菜，食用后一家三口都中毒入院。

所以，如果你对种菜完全不了解，是否能保证安全也真不好说。

结论：自己种菜，可以作为生活情趣，也可以为食用方便，但自己种菜绝对不是万无一失的安全保障，对植物的不了解极有可能会带来更大的风险。

种菜时要特别注意施用的有机肥料要充分发酵。另外，选择种植的品种，以及烹调、处理亦要特别注意。

比如前面提到的案例中，龙葵中的龙葵碱的确有害，但它是水溶性的，而且比较怕热。通过恰当的烹调处理是可以降低中毒风险的，通常沸水煮一段时间就能去除龙葵菜中的毒素，降低食用风险。

如果你知道这以点，应该也不会中毒，但是，食品科学背后的知识，谁会都知道呢?

自制行为二：自酿葡萄酒

真相 1：极易被杂菌污染

自酿葡萄酒虽然新潮，但同样存在风险。它最大的问题在于可能的杂菌污染。

工业生产的葡萄酒在酿造过程中灭菌的操作要求很严格，如果混入杂菌，会破坏葡萄酒的正常发酵，影响酒的口感。

更有甚者，如果灭菌不彻底，杂菌很可能在里面生长，从而产生有毒物质，这也是自酿葡萄酒普遍存在的问题。

另外，相比工业生产中使用的酿酒酵母，家庭酿酒所使用的酵母品种不一定能耐受较高浓度的酒精，因此最终得到的葡萄酒酒精度也可能不够高，不足以抑制杂菌生长，这也增加了安全风险。

真相 2：甲醇更高

自酿葡萄酒往往也面临甲醇更高的风险。

由于植物细胞壁中含有果胶，在发酵过程中不可避免地会产生甲醇。工业化生产葡萄酒时，一般会通过前处理、改良菌种和改善工艺等方法来降低甲醇含量。因此，工业生产的葡萄酒中甲醇的残留量会更可控，符合相应的安全标准，甲醛中毒的风险也小得多。

家庭自酿葡萄酒，由于受技术条件、知识水平的影响，很多人并不知道这样的操作，更不知道如何尽量减少甲醛的产生。所以，自酿过程中的甲醇含量往往不可控，可能风险更高，千万别敞开喝啊。

结论：自酿葡萄酒，可免则免。

自制行为三：自制水果酵素

“酵素”一词来源日本，它其实就是“酶”的意思。但市面上的“水果酵素”产品其实是指水果发酵得到的混合物，里面的成分其实主要是水、糖、果酸还有少量的酶，跟酵素的本义——酶已经是天壤之别了，它宣称的好处跟酶也没有什么实质的关系，只是披着舶来词汇在营销而已。

其实，吃水果酵素并不会有什么好处，反而可能增加安全风险。

真相 1：糖分高

制作“水果酵素”时经常需要加入大量的糖，含糖量通常在 10% 以上，多喝其实会增加糖的摄入。家中如果有肥胖、糖尿病等人士，这种水果糖水并不适合他们饮用。

真相 2：杂菌污染

自制“水果酵素”利用的是自然发酵，这个过程跟自酿葡萄酒是类似的，只是用于发酵的水果不限于葡萄。

水果在发酵过程中极易受到杂菌（如霉菌）污染，因此家中生产出的“水果酵素”，就可能只是“水果发霉泡出的水”。

你想，这样的酵素产品还能安全吗？安全都无法保证，还奢谈什么美容养颜等“保健作用”呢！

真相 3：亚硝酸盐和甲醇

大家都知道，腌咸菜等食物，有很多亚硝酸盐。亚硝酸盐在体内代谢产生的亚硝胺是一种已被确认的致癌物质。那么大家应该可以理解，所谓的自制“水果酵素”，不就等于“腌水果”么！

采用自然发酵的水果酵素，由于菌种不易控制，往往会产生更多的亚硝酸盐；由于工艺限制，往往也可能产生更多的甲醇。

结论：能不吃就不要吃“水果酵素”吧，要想发挥水果对健康的积极作用，还不如直接吃水果。

自制行为四：自制酸奶

酸奶的营养高、味道好，是一种老少皆宜的食品，非常受人们的喜爱。

可是总有忧心忡忡的家长听到各种“小道消息”说，市面上销售的酸奶普遍含有防腐剂、增稠剂等多种添加剂。于是，很多家长就选择在家自制酸奶，还有不少人特意买了酸奶机。

说到这里，非常抱歉地又扫了大家的兴，我要告诉大家，在家自制酸奶，并不会更好。

真相 1：发酵过度或不足

自制酸奶的基本原理其实就是在牛奶中接种乳酸菌，让它在合适的温度（一般在40℃左右）下大量繁殖（发酵），把牛奶中的乳糖分解成乳酸，进而形成了我们喜爱的酸奶。

普通家庭在自制酸奶过程中，很难保证常用的酸奶菌（保加利亚乳杆菌和嗜热链球菌）混合后的最适生长温度，过程极易受天气影响，受热不均匀，容易发酵过度，或者发酵不足，最终导致自制酸奶的口感可能并不好，花了大量时间却没有做出好喝的酸奶。

真相 2：器具消毒不严格

由于在自然环境中存在大量细菌，在进行发酵前我们必须对原料牛奶和发酵器具等进行消毒。但是，普通人在家庭环境中自制酸奶，很难保证严格的消毒条件。

即使将牛奶煮沸，把制备酸奶的相关器皿全部在开水中消毒，整个操作过程也难免受到其他杂菌的污染。

如果有杂菌污染，比如盛装酸奶或者牛奶的容器没消毒或者在做酸奶前手没清洗干净，都可能让酸奶混入其他杂菌。这样做成的“自制酸奶”不仅不会更健康，反而还会对健康造成威胁。

至于大家担心的酸奶中的添加剂，其实，只要合理使用并不会有什么安全问题的，比杂菌污染的风险要小得多。

结论：如果不能做到严格消毒，还是最好不要在家自制酸奶，市面上买到的酸奶，只要合理合规，都是安全的。

总的来说，自制食品同样存在安全风险，如果不了解自制食品背后的科学和安全风险，盲目自制食品，中招的可能性还是很大的。

牛奶致癌吗

吴萍 / 上海市同济医院

流言：牛奶致癌。

真相：牛奶致癌的谣言一直在网上流传，所谓的理由主要包括两个：一是牛奶中含有的 IGF-1 致癌；二是其中的酪蛋白致癌。

牛奶中确实含有 IGF-1，IGF-1 的中文名为胰岛素样生长因子 -1。IGF-1 是生物自身分泌的一种激素样蛋白质，主要由肝细胞合成、分泌和释放入血，继而运输到全身，因此它几乎存在于机体的每个组织器官中。在体内，IGF-1 主要发挥类胰岛素的调控血糖的作用以及促进机体骨骼的发育。

由于一些基础研究发现，IGF-1 与多种肿瘤的发生发展相关，因此所谓牛奶致癌的说法，主要依据正是源于这些基础研究结果。然而，IGF-1 与癌症的关系只是一种多因素的相关性，目前并没有直接证据（人体研究）证明 IGF-1 是致癌的直接原因，何况牛奶经过加热、消化、吸收后，其中的 IGF-1 在人体内已没有生物活性。所以，牛奶中的 IGF-1 对人不构成健康隐患。

另外，牛奶中IGF-1含量约为2.45ng/ml，如果按照《中国居民膳食指南》推荐的成人每日牛奶摄入量 300ml 计算，每日摄入的 IGF-1 总量约为 735ng，而成年人每日体内可自行生成 IGF-1 的量为 10 000 000ng。由此可见，按正常摄入量计算，牛奶中的 IGF-1 含量远远低于人体自身的生成量。而且，母乳中的 IGF-1 含量为 13~40ng/ml，远高于牛奶，如果喝牛奶致癌，那么婴儿喝母乳岂不是更容易致癌?

同样道理，所谓牛奶中的酪蛋白致癌这个说法最早来源于美国康奈尔大学的坎贝尔教授。坎贝尔教授的实验是给予大鼠一种强致癌物——黄曲霉素，同时分别喂食大豆蛋白或酪蛋白（作为唯一的蛋白质来源），结果显示吃酪蛋白的大鼠发生肝癌数量较吃大豆蛋白的大鼠多。

首先，它只是一项“大鼠实验”，实验结果并不适用于人；其次，该实验结果是基于黄曲霉素这个强致癌物的基础上，根本不能简单推断出酪蛋白致癌，更不能由此引申推断牛奶致癌。因此，坎贝尔教授在接受《生命时报》采访时也表示，他的研究“并不是说乳制品会致癌”。而且，哺乳动物的乳汁中除了乳清蛋白，也含有酪蛋白，假如酪蛋白可以促癌，那么对于只能喝母乳的婴儿岂不是患癌风险大增?

流言：牛奶中钙的吸收率不高。

真相: 钙在体内的吸收受众多因素影响，如膳食成分、体内钙及维生素D的状态、生理状态(包括生长、妊娠、哺乳、性别、年龄等)。可见，牛奶的吸收率主要与上述因素有关。

食物中钙吸收率的测定操作复杂，影响因素太多，目前国内研究较少。赖兴建等通过双稳定核素示踪技术测定方法，对中国绝经后妇女的临床研究发现，单次口服牛奶的钙吸收率为23%±7%。国外有研究表明，牛奶中钙的吸收率同葡萄糖酸钙、乳酸钙、醋酸钙比较，相差不大，人体对钙的吸收率均在30%左右。

由于受商业宣传的误导，老百姓往往将钙的摄入量与吸收率混为一谈，一味追求钙的高吸收。事实上，一方面不同来源的钙其吸收率相差不大；另一方面，与吸收率比较，钙的摄入量更重要。

在众多食物中，乳类及乳制品含钙量多（每 100ml 牛奶中钙含量约为 100mg），如果按照《中国居民膳食指南》推荐的成人每日奶摄入量 300ml 计算，每日从牛奶中摄入的钙总量可达 300mg 以上，按 30% 的吸收率计算可达 90mg。

流言：羊奶、骆驼奶的营养价值更高。

真相：无论是牛奶、羊奶，还是骆驼奶，都属于奶类食物，因此有着共同的营养特点，那就是均富含优质蛋白及钙。尽管不同动物奶中的部分营养成分各有千秋，但不能简单地根据某一营养素判断羊奶、骆驼奶的营养价值更高。而且同为奶牛，不同饲料喂养的奶牛产出的牛奶营养都不尽相同；即使同一头奶牛，不同年龄阶段、不同季节其产出的牛奶营养成分也有差别。

需要明白的是，作为奶类食物，奶只是人类日常膳食中的一种，在食物多样化的今天，对人体健康真正起作用的，是人们的膳食结构是否科学、是否全面、是否平衡。

所谓羊奶、骆驼奶的营养价值更高，只不过是因为它们均为小众奶，“物以稀为贵”以及商家的炒作。在选购上，消费者应遵循的原则是——合适的就是最好的，性价比高的就是最好的。

如何挑选牛奶

挑选牛奶应该重点关注以下三点：

品牌：最好选择品牌知名度高且标识说明完整、详细的产品，注意不要与乳饮料混淆。

标签：需注意生产日期和保质期；配料表需简单，除了牛奶外最好不要含有其他成分，高钙奶、果味奶等奶制品价高但不等于更好；营养成分表中的蛋白质含量是评价牛奶等级的重要指标之一，蛋白质含量需达到并超过国家标准。

价格：在关注牛奶中配料及营养成分的同时，更需要关注它们的性价比。

挑选牛奶需各取所需，如高脂血症、肥胖等营养过剩人群可选择低脂或脱脂奶。建议消费者综合牛奶的品牌、价格、营养价值、口感等多种因素，作出购买选择。

喝牛奶就腹泻怎么办

有些人喝了牛奶后往往出现腹胀、腹泻、腹痛等症状，主要是因为对牛奶中的乳糖不耐受。我国儿童和成年人中，由原发性乳糖酶缺乏所导致的乳糖吸收不良和不耐受的发生率比较高。

那么，喝牛奶就腹泻的人终身不能喝奶吗?

答案当然是否定的。

牛奶是人们日常膳食的重要组成部分，中国人的膳食结构容易出现钙摄入不足, 如果膳食中没有牛奶或奶制品，人体很难获得充足的钙质，而牛奶营养价值高、富含钙，又价廉物美，因此《中国居民膳食指南》建议成年人每天需喝奶 300ml 或相应的奶制品。

喝牛奶就腹泻的人，可选择发酵乳（特别是酸奶）代替牛奶，也可选择特殊加工的乳类制品，如去乳糖乳制品或者是额外添加乳糖酶的乳制品，另外也可在饮用乳制品的同时口服乳糖酶制剂。

医学上常采用“脱敏疗法”来减轻或缓解乳糖不耐受症状，即少量多次喝牛奶，每次喝牛奶时掌握合理的间隔时间和每日摄入总量，并和其他食物混合食用，久而久之人体就会逐步适应牛奶。

总之，牛奶是我们生活中一种非常好的健康饮品。

谈“腐”色变为哪般

钟凯 / 食品与营养信息交流中心

说起防腐，很多人想到了木乃伊，想到了泡尸体的福尔马林，食品的防腐剂也因此不受欢迎，甚至有人宣称防腐剂可能导致中毒甚至致癌。精明的商家正是抓住了大家谈“腐”色变的心态，推出了价格昂贵的所谓的“无防腐剂”食品。

我猜大家心中都会有这样的疑问：防腐剂是不是真的不安全？标有“无添加”“无防腐剂”的食品更好吗？要回答这个问题，我们要先从食物为何会腐败说起。

食物为何会腐败

食物中富含营养，这些营养也是细菌、霉菌、酵母等微生物喜欢的。它们在合适的温度、湿度、空气条件下可以迅速繁殖，同时将食物中的蛋白质、糖、脂肪分解，产生难闻的气味、难看的外观、难吃的味道，这就是腐败。

如果没有微生物，食物是不会腐败的。法国科学家巴斯德（巴氏杀菌的发明者）100 多年前做的无菌肉汤至今也没有腐败呢!

常见的食物防腐方法

防腐就是防微生物，要么杀死，要么不许它生长。常见的食物防腐方法包括：

高盐：高盐防腐，比如咸鱼、腊肉、咸鸭蛋、咸菜等，由于太咸（有时还很干），微生物难以生存，一般不需要加防腐剂。

高糖：高糖防腐，最典型的是蜂蜜，由于含糖量特别高，微生物很难生存，因此不需要防腐剂。蜂蜜最神奇的地方是它没有保质期，无论放多久都不会变质。超市里蜂蜜标注保质期主要是为了符合食品安全法的要求。不过，蜂蜜不能给 1 岁以下的孩子吃，因为蜂蜜中有可能含有肉毒芽孢。

烟熏：烟熏防腐，比如常见的熏制腊肉、火腿、鱼等，并不需要防腐剂，当然一般烟熏工艺是和盐渍一起实现防腐的，而且熏制过程也会脱水，进一步加强了防腐效果。

用酒：酒精能杀菌，比如腐乳里面常常放食用酒精，可以抑制微生物的生长。你什么时候听说过白酒有保质期？只要密封完好，随便放多少年白酒也不会坏呀。

干燥：干燥防腐，比如薯片、锅巴、方便面等，它们水分很少，微生物难以生长，因此也不需要防腐剂。

香料：许多天然香料都具有一定的防腐保鲜作用，比如花椒、肉蔻、丁香、桂皮、大蒜等。不过实际上它们往往是和盐一起发挥作用，也有些观点认为它们并不防腐，只是掩盖了腐败的异味。

发酵：发酵食品中的有益微生物很多，它们拉帮结派占领了地盘，所以别的微生物很难长起来，因此不需要防腐剂，比如低温酸奶里面的乳酸菌，醪糟里面的根曲霉。

灭菌：灭菌的方式五花八门，有高温高压、微波、辐照等，其中高温是用得最多的。比如常温奶经过超高温灭菌，细菌杀死了，就没有必要加防腐剂。一些果汁、饮料类产品，使用无菌冷灌装技术，也没有必要加防腐剂。

低温：冷冻条件下，微生物无法生长繁殖，因此可以不加防腐剂。

防腐剂安全吗

现在，我们就要回答文章最初的问题了，防腐剂是不是真的不安全。

就安全性而言，首先，所有的食品添加剂都需经过严格的评估才能用，在标准允许的范围内使用是可以保障安全的。

其次，中国使用最多的几种防腐剂，比如苯甲酸钠、山梨酸钾，均是国际食品法典和欧美日等发达国家允许使用的。

此外，防腐剂还给食品加了一道保险。比如亚硝酸钠对肉毒杆菌有非常强的抑制作用，可以避免因肉毒污染导致的中毒甚至死亡。

其实，退一万步说，完全不用防腐剂也是可以的，只要你愿意面对冷冷清清的超市货架，并且忍痛放弃许多你喜爱的食物。

标有“无添加”“无防腐剂”的食品更好吗

由于一些人反感防腐剂，因此商家常用“无防腐剂”来做宣传。实际上，加不加防腐剂完全取决于食品本身的工艺属性。需要加就得加，如果不需要加，加了反而增加成本，这就叫工艺必要性。

如果你在超市购物时看见某个食品上面写着“不添加防腐剂”“0 防腐剂”，反而要多个心眼，因为它 99% 是不需要防腐剂或不允许添加的！

如果确实是其他同类食品加，而它不加，你也要看看有无“附加条件”，比如不加防腐剂的酱油，很可能会在不显眼的地方告诉你，开盖后要冷藏。

标明“不含防腐剂”的食品是否真的不含防腐剂

只要是正规产品，加没加防腐剂只需要看配料表就能一目了然。但有一些情况，虽然在配料表中没有注明添加防腐剂，但食品中却可以有防腐剂的成分。

首先是配料代入，比如夹心饼干并不需要用防腐剂，厂家也没有添加，但却可以检出防腐剂山梨酸钾。这是因为“夹心”中有人造黄油、果酱等配料，它们使用了防腐剂。

其次是本底值，比如防腐剂苯甲酸钠。由于苯甲酸是植物代谢苯丙氨酸的产物，因此很多食品都能检出，比如红枣、蓝莓等。奶粉也能检出苯甲酸，这是来自牛吃的草。

买含有防腐剂的食品时，是不是选择离保质期越远的越好呢?

食品的保质期和防腐剂有一定关系，但并不等于说保质期越长，防腐剂就越多。保质期实际上并不能告诉你食品的品质优劣，它仅仅是厂家的质量承诺。如果食品在保质期内出问题，那就由厂家负责；食品如果超过保质期，商家就不能继续销售。

临近保质期的食品常常有较大折扣，还是挺划算的。其实即便是稍稍超过保质期的食品，一般也不会有什么质量问题，反正我家里的过期食品基本都是被我消灭的。

说了这么多，其实就是想从根源上打消您对防腐剂的种种顾虑，既然我们已经享受了防腐剂带来的丰富多样的食品，为什么不能从心底彻底地接受它呢?

食物发霉了就要全部扔掉吗

李春微 / 天津市人民医院

日常生活中随处可见“苹果黑了一个洞散发出一股刺鼻的酸味儿”“白白的馒头上长了灰白色、黄色或绿色的大小不等圆点”“油储存一段时间有点哈喇味儿”。

看着刚买没多久的水果，好不容易“抢来”的油就这样坏了，大多数人，尤其是老年人，会觉得反正也没坏多少，扔了太可惜了，也太心疼，把没坏的部分也削下去点赶紧吃了算了，一次两次应该吃不坏。如果此时年轻人试图劝说老人不要这样做，老人往往会说“好好的东西坏了一点儿就扔了，多浪费啊，再说，不是已经把坏的那部分削掉了吗？”

对于腐败的食物，削掉坏的，留下好的，就真的没问题了吗？要聊清楚这个问题，我们需要首先了解，食物为什么会腐败变质。

食物腐败变质是日常生活中常见的问题，食物中富含的各种营养元素，不仅是我们人类喜爱的，那些看不见摸不着却在环境中无处不在的各种细菌、真菌、霉菌及病毒等微生物也喜爱。

食物腐败变质的根本原因是微生物污染。在潮湿温暖的环境下，微生物便可在这“一片肥沃的土地上生根发芽”。一旦它在“新的环境”中稳定下来，便会借助食物中的蛋白质、脂肪及碳水化合物等营养物质自身进行新陈代谢。

食物腐败变质，从其进行新陈代谢时就已经开始，但是食物一般经过微生物“寄居”一段时间以后才会慢慢出现一些我们感官上可辨识的“信号”，提示我们腐败变质正在发生，如刺鼻的酸臭味儿或其他特殊的味道，略带荧光绿色、黑色或者灰色的霉斑等。

你以为食物腐败仅仅是气味难闻、外观难看吗

气味难闻、外观难看，虽然会给人带来不适感，却也提醒着我们腐败变质的存在。然而，对人体危害最大的却是我们感官上无法辨识的有害代谢产物——毒素。

下面就让我们来解答让每家每户都非常头疼的问题——“苹果只烂了一点，吃还是不吃呢？”

肯定的答案是果断扔进垃圾桶。

苹果腐烂的部分是青霉菌产生的青霉毒素导致果肉组织坏死引起的，这些毒素可以通过腐烂的组织，向其他的果肉组织内扩散。也就是说，我们看到的苹果，仅仅是烂了一点，但其实其内部，不管是腐烂的部分，还是看似完好的部分，都已经被毒素侵蚀。

每逢佳节，每个家庭都会以“满汉全席”的方式庆祝，但当美味佳肴经过长时间存放变成了“残羹冷炙”，就会给金黄色葡萄球菌留有“可乘之机”。如果此时家人觉得这些菜肴扔掉可惜，一旦吃了就很可能会导致腹痛、腹泻、恶心呕吐等胃肠道症状出现，老年人可能还会面临脱水和电解质紊乱的危险。

很多人喜欢在超市打折的时候买几桶食用油备在家里，有些人甚至会一次就买上两三桶净重 5kg 的食用油，一来是觉得价格确实比较实惠，二来是一次多买些，足够全家很长时间的使用。

很多超市的促销产品几乎已接近保存期限，一般食用油的保存期限为 18 个月。这样算起来，如果我们购买的时候食用油已经接近了保质期，那么在食用的过程中，油很可能就已经变质了。

食用油如果已经开瓶，则建议您最好在 3 个月吃完，因为随着放置时间的延长，油脂会出现酸败的现象，不仅影响营养和口感，甚至会对健康产生危害。

对于那些虽然没有开封，但是已经过了保存期限的食用油，我们又该如何处理呢？要扔掉那么一桶油，家里的老人肯定不答应，甚至还会和你摆事实讲道理“你看，这油还挺清亮的，也没什么味道，用了应该没什么问题。”

真的没问题吗？超过保存期限而长期储存的食用油，特别是玉米油及花生油，可能会产生一种新成分——黄曲霉毒素；黄曲霉是我国粮食和饲料中常见的真菌，其中以玉米油、花生油和棉籽油最容易受到污染，在温暖潮湿的环境中容易产生黄曲霉毒素。

黄曲霉毒素是目前已知最强的致癌物之一，具有致肝脏癌变的毒性。当一次摄入量较大时，可发生急性中毒，出现急性肝炎等严重疾病；微量持续摄入，也可造成慢性中毒。

如此看来，这些“超长待机”的食用油，虽然外表看起来没什么异常，可是其内部，很可能已经产生了严重危害健康的物质，出于对健康的负责，还是劝您不吃为妙。

食物发霉了，怎么处理更合适

如果食物已经出现“霉斑”，处理方式只有一个——“送进垃圾桶”。切勿因一时“舍不得”酿成一场“悲剧”。

若食物未出现酸臭及腐烂的味道，只是颜色发生了一些细微变化，如香蕉皮变黑了，此时食物还算相对安全，可以置于低温、干燥及通风场所尽早食用。

食物一旦散发出特殊气味，说明已经霉变，要果断扔掉。

防止霉变最根本的措施是在食物的保鲜期内尽早食用，以“少取勤买”的方式采购食物。通风、防潮及避光是防霉工作的重中之重；切记“高温去霉不可行”。

冰箱等于保险箱吗

吕晓华 / 四川大学华西公共卫生学院

要说冰箱，绝对是人类最伟大的发明之一。有了它，很多食物的保存期限都延长了，给我们的生活带来了极大的方便。随着物质的丰富，每家每户的冰箱里都是满满的，不少人认为冰箱温度低，食物放进冰箱，既能保鲜，又能防菌，甚至把冰箱等同于食物的保险箱。

这是真的吗?

其实，冰箱并不是“万能”的，冰箱只能通过低温来抑制微生物的生长，却不能杀死细菌。值得注意的是，冰箱里存在着致命的杀手——李斯特菌。

李斯特菌是什么

1926 年李斯特菌由英国南非裔科学家穆里在病死的兔子体内首次发现，这种细菌是常见的土壤细菌，对营养要求不高。为纪念近代消毒手术之父、英国生理学家约瑟夫•李斯特，1940 年这种细菌被命名为李斯特菌。

李斯特菌有以下几个特点

1. 无孔不入　李斯特菌在环境中无处不在，土壤、水体（地表水、污水、废水）、昆虫、植物、蔬菜、野生动物和家禽，以及绝大多数食品中都能找到它。

2. 嗜冷耐冻　李斯特菌在 −20℃以下可以存活 1 年，能在冰箱冷藏室中生长，是一种典型的耐冷性细菌，而在 60℃时可很快死亡。

3. 不惧酸碱　李斯特菌能适应酸性和碱性条件，同时还具有耐盐性。

4. 无氧环境下李斯特菌繁殖更快。

李斯特菌有什么危害

随着工业化生产及冷藏系统的规模扩大，以及饮食习惯的变化，李斯特菌成为暗藏在冷藏食品中威胁人类健康的主要病原菌，对人类健康威胁越来越大。它在欧美等发达国家制造了不少麻烦。

美国疾病预防控制中心报告，每年美国约有

1600~2000 例李斯特菌食物中毒发生，死亡 450 人，其中多为孕妇和新生儿。2011 年，因食用被李斯特菌污染的甜瓜，146 人患病，30 人死亡。这是 21 世纪以来美国最严重的一起食物中毒事件。

2000 年底至 2001 年初，法国一家食品公司生产的肉酱和猪舌受到李斯特菌污染，导致 9 人食物中毒，2 人死亡。

2008 年，加拿大一家食品公司的肉制品被污染，导致李斯特菌食物中毒，造成 15 人死亡。原因是加工厂消毒不严格，从员工电梯、机床到地下排水管都有李斯特菌存在。

李斯特菌带菌率较高的食品有乳制品、熟肉制品、蔬菜、水果、沙拉、海产品、冰淇淋等，目前世界卫生组织已将李斯特菌列为食品中四大病原菌之一。

为什么会发生李斯特菌食物中毒

李斯特菌具有嗜冷性，所以李斯特菌食物中毒多与冰箱中冷藏的生鲜食品未经彻底烧熟煮透，或冰箱内冷藏的熟食品、奶制品，取出后未经加热直接食用，或直接食用真空包装食品有关。

李斯特菌是典型的欺软怕硬型细菌，李斯特菌食物中毒对健康人的危害较小，一般表现为恶心、呕吐、腹泻等胃肠道症状；但对老年人、孕妇和慢性病患者等免疫力较差人群来说则非常危险，病情较重，而且容易引发脑膜炎、败血症等疾病。

如果李斯特菌食物中毒发生在孕妇中，则可引起流产、早产、死胎和新生儿败血症，病死率接近30%。进食过可疑的未经加热的冷藏食品的孕妇，如果出现类似感冒的症状，如发冷、发热、头痛、背部疼痛、喉咙痛等，应考虑李斯特菌食物中毒的可能，必要时立即就诊。

如何预防李斯特菌食物中毒

预防李斯特菌食物中毒的6项关键措施是：

1. 冰箱里的冷藏食品存放时间不宜超过1周。

2. 冷藏食品应彻底再加热（100℃，2分钟）后食用。

3. 冷藏牛奶最好煮沸后食用。

4. 特别注意生冷肉制品、乳制品、凉拌菜、盐腌食品的卫生，慎食为妙。

5. 真空包装熟食蒸透后再吃。

6. 不要经常光顾大排档。

冰箱如何使用更安全

1. 确保冰箱冷藏室的温度保持在 5℃以下，冷冻室的温度保持在 −18℃或以下。

2. 食物最好用小盒分类存放，拿取时方便，还能防止交叉污染。

3. 食物摆放谨记“上熟下生”的原则，即熟食放在上层，生食放在下层。

4. 冰箱冷藏室中食物合理摆放

★开了封的瓶装食品和蛋类放在冰箱门架上。

★直接入口的熟食、酸奶、甜点等可放在上层靠门处。

★剩菜仍有余温时不必先冷却才放入冰箱内，可直接放入冰箱上层后壁处，存放时间不要超过 3 天。

★各种蔬菜及苹果、梨等温带水果，把外表面水分擦干，放在下层靠门处；香蕉等热带水果不需存放在冰箱内。

5. 鲜鱼、鲜肉用塑料袋封装，在冷冻室贮藏。

6. 从冰箱取出的食物须彻底煮熟或翻热至食物中心温度达 75℃或以上方可放心食用。

做到以上几点，李斯特菌能奈我何！

益生菌的饮用错误，你犯了几个

高洁 / 中国疾控中心营养与健康所

随着生活水平的提高，大家对于健康饮品的关注度也越来越高。面对超市货架上琳琅满目的益生菌饮料以及夺人眼球的广告宣传语，作为消费者的我们，是不是也开始跃跃欲试了，毕竟，如果真如广告所说，我们和健康，仅仅隔着一瓶益生菌的距离。

既然大家对益生菌和它对健康的益处已经有了初步的认识，那么更深层次的疑问也就随之而来：益生菌，是越多越好吗？益生菌，真是无所不能吗？喝下去的益生菌一定会起作用吗？

益生菌是什么

益生菌的英文名叫 probiotic，来源于希腊语，本意是“对生命有益”，所以简单理解，益生菌就是对生命有益的菌。

根据上面的定义，我们可以说，对生命健康有益的菌，都是益生菌。在科学研究的实验室里的确可以这样说。然而，当它成了一个商品，这样的归类就显得太不负责任了。

因此，为了让大家吃得放心，我国设计了一个严格的评审系统来给菌做身份认证，通过了的才是有名分能作为商品流通的益生菌。它们分别是：两歧双歧杆菌、婴儿双歧杆菌、长双歧杆菌、短双歧杆菌、青春双歧杆菌、德氏乳杆菌保加利亚种、嗜酸乳杆菌、干酪乳杆菌干酪亚种、嗜热链球菌、罗伊氏乳杆菌。另外还有一组比较特殊的，叫“可用于婴幼儿食品的菌种”，包括嗜酸乳杆菌、动物双歧杆菌、乳双歧杆菌、鼠李糖乳杆菌，也属于有名分的益生菌。

益生菌越多越好吗

很多益生菌饮品都会用益生菌的含量做文章，动辄就是益生菌含量高达“X 百亿”。作为消费者在选购益生菌的时候，难免不被这些广告词所吸引，是不是益生菌含量越多，效果就越好呢?

我们再来看看 2001 年联合国粮农组织（FAO）和世界卫生组织（WHO）对益生菌的描述：适量摄入时能够对

健康产生益处的活的微生物。

在这个定义中，所规定的内容也是目前行业内生产、使用益生菌需要满足的最基本的条件，拆开来看一共 3 个：摄入一定剂量；对健康有益；活菌。

由此看来，“活菌”才是选购的关键，不然即便一瓶饮品中含有数百亿的益生菌，但是它们都没有活性，对于健康而言，效果也会大打折扣。

喝下去的益生菌一定会起作用吗

前面我们已经说了，益生菌的多少固然重要，但是“活菌”更为重要。买到了富含“活菌”的益生菌饮品就一定能达到您期望的神奇效果吗？当然不是！益生菌的喝法也是有讲究的，如果喝的不对，照样“活菌”变“死菌”。

如果您希望这些“活的益生菌”能尽可能活着到达肠道，那就要保持它在 40℃以下的环境被饮用。简单来说，如果是菌粉，要用不超过 40℃的温水冲调。

至于什么时候吃，回答是都行，或者叫因人而异。就益生菌产生的功能效果来说，什么时候吃都差不多，贵在长期坚持。

益生菌真是无所不能吗

把“益生菌对健康有哪些好处”这个问题放到网络上搜索，你会得到无数个答案，益生菌简直成了无所不能的“仙丹”。

这都是真的吗？在实验室里，是！益生菌的功能强大，潜力无限，能抗癌、能降脂、缓解得了抑郁，帮助得了消化，什么血糖血压胆固醇、炎症便秘糖尿病、厌食衰老和过敏、生殖健康和早产，没有益生菌管不着的。

但是，从科研成果到实际应用还有漫长的路要走，在实验室里筛选到的功能只是一种潜在的可能性。

在实际应用中，FAO/WHO 专家委员会认为益生菌有 3 种功能：调节胃肠道失调；增强肠道免疫力；抑制过敏。

我们国家允许声称的益生菌对人的功能只有 2 种：调节肠道菌群；提高免疫力。

所以以后再遇到有关益生菌的神乎其神的宣传，请您一定要保持冷静。

小贴士：益生菌选购小窍门

细心的读者肯定会发现，益生菌商品包装上都有标明活菌数，比如 108cfu/ml，106cfu/100g 等。“cfu”您就当它是“个”的意思就对了。就目前的生产技术来说，可以认为这个数越高越好，但不能只追求量大。因为标签上的数值是出厂时的检测结果，经过了货架期会有所减少，饮用后再经过你消化道里胃酸、胆盐的摧残更会损兵折将。

所以正如前文所说，除了菌数，菌种活力更为重要。但这个“菌种活力”实在不好判断，除了用身体的反应体会一下，就只能尽量买离生产日期近的产品了。

有一点是可以肯定的，含活菌的液态食品，一定是需要冷藏的，买回家以后也要冷藏保存；菌粉制剂常温保存就行，因为水活度低，可以保证质量。

除了看菌数和活性，益生菌的选购原则还有如下几个：

1. 选择你喜欢的，包括食用方法、味道、价位。

2. 在生病的情况下，遵医嘱。

3. 希望补充的剂量充足一些的，可以选择益生菌粉制剂。

4. 想同时补充奶制品营养的，可以选择酸奶或奶酪。

5. 乳酸菌饮料也不错，但要注意含糖量，有的会比较高。

至于说死了的益生菌还有健康作用么？不能说完全没有，但就目前的研究结果看，还是活菌效果更好。

轻断食 你还在坚持吗

马帅 / 首都医科大学附属北京朝阳医院

在中国古代或印度，经常有修行的高人采用完全断食的方法来修炼。然而完全断食对于绝大多数人而言是一种不适合的做法，甚至对身体的伤害较大。

之前一部描述轻断食的纪录片在网络上受到了极大关注，这种隔一段时间停掉几顿饭的生活方式不仅被视为减肥良方，还被赋予了“长寿”“防病”的神奇效果。日本人还给它赋予了一个听上去十分文艺的名字——轻断食，

如今很多人把轻断食运用到了日常生活中，最重要的是为了追求减肥瘦身的效果。轻断食真能减肥吗？当然，谁不吃饭都能瘦上几斤，但这种方法是否健康、是否会反弹，减肥效果真的如片中宣传的那样神奇吗？

轻断食并不等于绝食，而是以低能量的食物代替正常

的三餐，从而达到促进胃肠道排空、缓解便秘、减轻体重等效果。

应循序渐进

轻断食没有统一的标准，在实施的过程中因人而异，持续时间一般为 1~3 天，有的人适合一周进行一次，有的人适合一个月进行一次，以身体不感觉到不舒适为准。

进行轻断食应循序渐进。在轻断食前后，建议有一个缓冲期。在缓冲期内可以适当减少高能量食物的摄入，然后慢慢过渡到轻断食时期的饮食；轻断食结束后也不建议马上吃油腻的食物，可以先从粥、牛奶等逐渐恢复。切不可操之过急，否则身体容易出现很多不适症状。

食物也应多样化

轻断食期间的饮食以低能量为原则，在低脂、低糖、低蛋白质的基础上，尽量保持食物多样化，保证营养物质的摄入平衡。推荐几款轻断食期间的饮食：

水果蔬菜沙拉：建议选择酸奶作为沙拉酱，而不是专用沙拉酱。因为专用沙拉酱本身的脂肪含量很高，是轻断食期间要避免的，在平时的膳食中也不建议经常食用。

蔬菜水果浆：蔬菜、水果中含有丰富的矿物质、维生素、生物活性物质等人体必不可少的成分。与蔬菜水果汁不同的是，蔬菜水果浆中含有更多的膳食纤维。不建议摄入太多含能量较高的水果，如荔枝、香蕉等，倡导食用多种多样的蔬菜水果。

蔬菜菌藻海鲜汤：烹调的时候不要放入油、盐等，口味以清淡为主，尽量保持食物自然的味道。海鲜建议选蛤蜊、扇贝等贝类，矿物质含量较高。

纤体原理

轻断食期间的饮食应富含膳食纤维。膳食纤维在肠道内可以有效地促进胃肠蠕动，防止食物在胃肠停留时间太长；同时膳食纤维像海绵一样，有一定的吸水性，对于预防便秘很有帮助，使体验者在轻断食过程中排便顺畅。

膳食纤维本身在肠道中还能吸附多余的胆固醇、脂肪酸等，防止人体吸收过多的脂类，预防肥胖，再加上轻断食期间摄入食物的整体能量很低，不仅不会导致能量的囤积，反而有利于促进自身积累能量的消耗，因此轻断食有一定的减重纤体效果。

不过轻断食的具体效果也会因为个体的身体状况、实施方法不同而有差异。

不适合长期进行

轻断食期间的饮食结构变化较大，长期轻断食可能造成营养不良，特别是长期缺乏主食的膳食模式，易导致体内脂肪分解供能，但又因没有碳水化合物的参与，脂肪是难以完全氧化的，导致中间产物——酮体的累积，容易出现酮血症或酮尿症，最后导致酮中毒。

而且轻断食也并非适合所有人尝试，比如有贫血、低血压、低血糖等表现的人，就不适宜进行轻断食。

需要提醒的是，轻断食期间需要保持稳定的情绪，同时不要为自己安排剧烈的活动，保持身心愉悦也很重要！

咽下的口香糖会粘住肠子吗

孙铁飞 / 石家庄市第一医院

小时候，曾经听大人说千万不能把头发吃进去，那样的话会把肠子缠住，当时可把我吓坏了。在那时候我的假想中，头发会在肠子外面把肠子捆在一起，让我的肚子翻江倒海一般疼起来，就像是孙悟空在铁扇公主的肚子里所做的那样。后来，医学知识的科普书解除了这个恐惧。

因为书里清楚地展示了消化系统真实的样子，食物从口腔进入，经过整个消化道并经肛门排出。在这个过程里，不管是不是食物，经历了这个过程的东西都没有机会进入腹腔，自然也就不可能在肠子的外面缠住它。

然而，另外一种恐惧却依然挥之不去。头发虽然长，但是毕竟没有黏性，如果是口香糖这种黏性很强的东西呢？如果把它吃进去，会不会真的把我的肠子黏住呢？尤其是那些被粘在地面上、桌椅上的口香糖，竟是如此的难以清理，更是加深了当初幼小的我心中的焦虑。

可是从另一方面讲，口香糖对我们又有着无穷的吸引力，因为我们的祖先在自然界中获得能量的机会远不如生活在当下的我们，所以会把目力所及的一切糖分都填进肚子里。就这样，对于糖分的依赖深深地刻在了我们的基因里。

如果你和我一样曾经对口香糖有着这样复杂的感情，那么现在就请和我一起来消除这个隐忧：口香糖会不会粘住肠子?

回答这个问题之前，我们先得知道，什么是口香糖?它的成分是什么?

口香糖的历史十分悠久，古希腊人就喜欢嚼一种乳香树脂来清洁牙齿，并且让自己的口气清新，而在瑞典更是出土过 9000 年前的口香糖残留物，上面还留着某个古人的牙印。现代意义上的口香糖，也就是我们现在所吃到的口香糖起源于 19 世纪 60 年代。

当时，从热带雨林的树上提取的糖胶在美国被用作口香糖的原料，因为随着口香糖销量的迅速增长，很快这种天然的产品就不够用了。于是口香糖便开始使用人工合成胶基来制作，1869 年 12 月，美国牙医 William Semple 获得了历史上第一个口香糖专利。

口香糖的成分主要包括 5 种：胶基、甜味剂、乳化剂、香料和抗氧化剂，而我们要讨论的正是胶基。那么，什么是胶基呢？其实上面我所提到的害怕被粘住肠子的恐惧就来自于胶基。当我们吃口香糖的时候，开始会嚼出可口的甜味。这些甜味来自于口香糖中的糖类成分，而当嚼到最后，口香糖里溶于水的部分全都随着唾液慢慢溶化吸收，所剩下的那团没有味道的黏糊糊的东西就是胶基。

胶基的主要成分包括这样几种东西。首先是碳酸钙，占到了胶基的 30%~60%，大家对它并不陌生，因为在初中化学课中就时常看到它的身影。其次是松香酯，它来自于松香，学习过小提琴这类弦乐器的人想必对它也不陌生，涂抹在琴弦上增加摩擦力的就是它了。第三，也是最重要的就是合成橡胶了，它跟普通的制作轮胎用的橡胶制品是完全不同的，对于质量的要求非常高，在全部的橡胶产量中只有一小部分可以用来制作口香糖。有些还必须去除其中的乳化剂、改良剂和催化剂等成分。

由这些成分所制成的胶基不会受到胃酸和消化液的侵蚀，所以并不会在消化道中被吸收。当口香糖被咽进去之后，胃和小肠会像对待其他食物一样，不停地通过自身的蠕动将它向消化道的末端运送，而胶基的有趣之处就在于，只要有大量的液体存在，胶基中的成分就会倾向于和水分子结合在一起，也就不会变成硬块。

在消化道中，每时每刻都存在着大量的胃液和肠液，口香糖残留的胶基在其中也自然会保持柔软的状态，也就不会板结成块粘住肠道。所以请放心，您在无意间咽进肚子里的口香糖通常情况下并不会粘住您的肠子。

那么，吃掉口香糖真的一点危险都没有吗？其实也有极为罕见的例外。

一种情况是在吃下口香糖的同时还吃进了其他无法消化吸收的东西，比如硬币，在这种情况下口香糖会和其他的异物密切结合在一起，严重的时候甚至会引起肠梗阻，需要进行手术治疗。

另一种情况则是在吞进口香糖的时候，误入气管，不过那是另外一个关于“气管异物”的话题了。

简单来说，吃掉口香糖并不会粘住肠子，尽管如此，也尽量不要吃它。另外，也请您注意，口香糖不要随地乱吐，否则它会变成极其难以清理的硬块，至于原因，刚才我们已经了解到了。